国医养生堂

一学就会

观耳辨病与耳穴疗法

崔立民◎编著

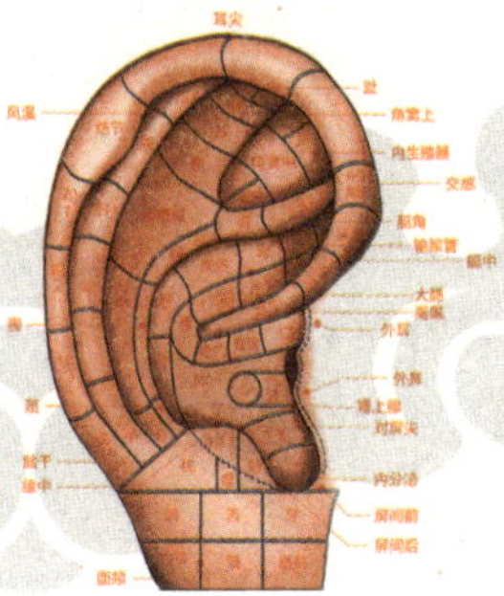

山西出版传媒集团
山西科学技术出版社

目录
contents

Part 03 一看就懂的耳穴疗法

Part 04 超简单耳穴诊疗祛病法

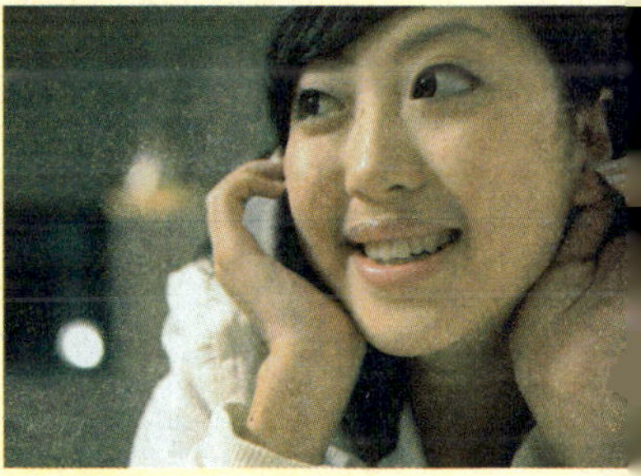

特别提示：在使用书中介绍的方法之前，必须到医院进行诊断，并在医生指导下使用。

本书中耳穴图示说明

●表示所标穴位在相应部位上

○表示所标穴位在相应部位的内侧

了解你的耳朵

耳郭表面解剖

耳朵虽小，但是上面密集着很多耳穴，如何才能找到这些耳穴呢？别着急，让我们先来了解和熟悉一下耳郭，为学会耳穴定位打个基础。

壹 耳郭正面

❶ 耳垂 耳郭下部无软骨的部分。

❷ 耳垂前沟 耳垂与面部之间的浅沟。

❸ 耳轮 耳郭卷曲的游离部分。

❹ 耳轮脚 耳轮深入耳甲的部分。

❺ 耳轮脚棘 耳轮脚和耳轮之间的软骨隆起。

❻ 耳轮脚切迹 耳轮脚棘前方的凹陷处。

❼ 耳轮结节 耳轮后上部的膨大部分。

❽ 耳轮尾 耳轮前下移行于耳垂的部分。

❾ 轮垂切迹 耳轮和耳垂后缘之间的凹陷处。

❿ 耳轮前沟 耳轮与面部之间的浅沟。

⓫ 对耳轮 与耳轮相对呈“丫”字形的隆起部，由对耳轮体、对耳轮上脚和对耳轮下脚三部分组成。

⓬ 对耳轮体 对耳轮下部呈上下走向的主体部分。

⓭ 对耳轮上脚 对耳轮向上分支的部分。

⓮ 对耳轮下脚 对耳轮向前分支的部分。

耳郭正面

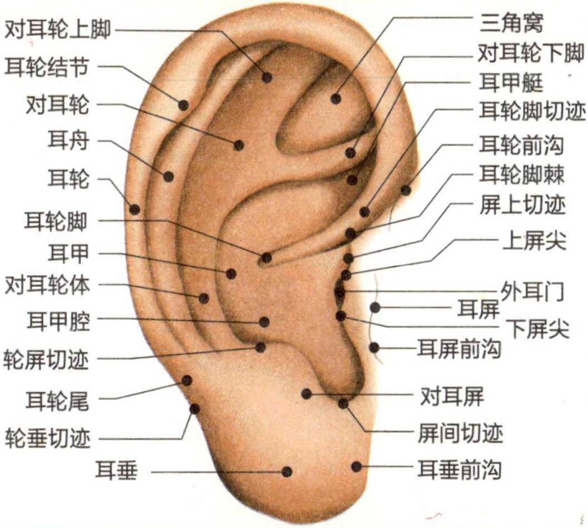
对耳轮上脚
耳轮结节
对耳轮
耳舟
耳轮
耳轮脚
耳甲
对耳轮体
耳甲腔
轮屏切迹
耳轮尾
轮垂切迹
耳垂
三角窝
对耳轮下脚
耳甲艇
耳轮脚切迹
耳轮前沟
耳轮脚棘
屏上切迹
上屏尖
外耳门
耳屏
下屏尖
耳屏前沟
对耳屏
屏间切迹
耳垂前沟

耳郭背面

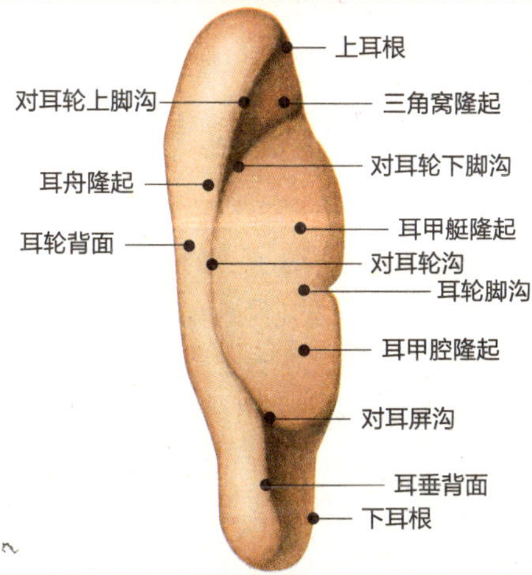
上耳根
对耳轮上脚沟
三角窝隆起
对耳轮下脚沟
耳舟隆起
耳甲艇隆起
耳轮背面
对耳轮沟
耳轮脚沟
耳甲腔隆起
对耳屏沟
耳垂背面
下耳根

⑮ **轮屏切迹** 对耳轮与对耳屏之间的凹陷处。

⑯ **耳舟** 耳轮与对耳轮之间的凹沟。

⑰ **三角窝** 对耳轮上下脚与相应耳轮之间的三角形凹窝。

⑱ **耳甲** 部分耳轮和对耳轮、对耳屏、耳屏及外耳门之间的凹窝。由耳甲艇、耳甲腔两部分组成。

⑲ **耳甲艇** 耳轮脚以上的耳甲部。

⑳ **耳甲腔** 耳轮脚以下的耳甲部。

㉑ **耳屏** 耳郭前方呈瓣状的隆起。

㉒ **屏上切迹** 耳屏与耳轮之间的凹陷处。

㉓ **上屏尖** 耳屏游离缘上隆起部。

㉔ **下屏尖** 耳屏游离缘下隆起部。

㉕ **耳屏前沟** 耳屏与面部之间的浅沟。

㉖ **对耳屏** 耳垂上方，与耳屏相对的瓣状隆起。

㉗ **屏间切迹** 耳屏和对耳屏之间的凹陷处。

㉘ **外耳门** 耳甲腔前方的孔窍。

贰 耳郭背面

❶ **耳轮背面** 耳轮背部的平坦部分。

❷ **耳轮尾背面** 耳轮尾背部的平坦部分。

❸ **耳垂背面** 耳垂背部的平坦部分。

❹ **耳舟隆起** 耳舟在耳背呈现的隆起。

❺ **三角窝隆起** 三角窝在耳背呈现的隆起。

❻ **耳甲艇隆起** 耳甲艇在耳背呈现的隆起。

❼ **耳甲腔隆起** 耳甲腔在耳背呈现的隆起。

❽ **对耳轮上脚沟** 对耳轮上脚在耳背呈现的凹沟。

❾ **对耳轮下脚沟** 对耳轮下脚在耳背呈现的凹沟。

❿ **对耳轮沟** 对耳轮体在耳背呈现的凹沟。

⑪ **耳轮脚沟** 耳轮脚在耳背呈现的凹沟。

⑫ **对耳屏沟** 对耳屏在耳背呈现的凹沟。

叁 耳根

❶ **上耳根** 耳郭与头部相连的最上部。

❷ **下耳根** 耳郭与头部相连的最下部。

耳郭由哪些组织构成

耳郭以形状复杂的弹性软骨为支架，并附以脂肪、韧带、结缔组织以及退化的肌肉等。借韧带、肌肉附着在头颅两侧，与颅壁成 30 度角。耳郭下方的耳垂占耳郭面积的 1/4 ～ 1/5，是没有软骨支撑的，只含有脂肪与结缔组织。耳郭皮层分表皮和真皮两层，真皮层分布有毛囊、皮脂腺、汗腺、血管、神经和淋巴管，还有一些散在的脂肪组织。皮下组织非常薄，血管位置浅表，皮肤与软骨紧紧地贴在一起。

身体不舒服了，耳朵上就会有表现

早在两千多年前的中医典籍《灵枢·口问篇》中就记载着：“耳者宗脉之所聚也。”耳是全身经络分布最密的地方，十二经脉、三百六十五络的别气都走行于耳，此外还有许多经脉注入于耳。所以耳和全身的关系都很密切，当身体不适时，耳朵上会有表现。

观耳能辨病也能自疗

按照本书的图示，您可以轻松学会观耳诊病的方法，通过看耳、触摸耳、按压耳等方法，发现耳穴的变形、变色、丘疹、血管异常等问题，从而辨识身体的异常和疾病。比如，急性扁桃体炎患者，耳垂的下 1/3 区域会出现充血水肿；女性盆腔炎白带过多时，耳部三角窝常有脱屑；冠心病患者，屏间切迹至扁桃体区会出现一道凹沟等。

耳穴的定位和主治

找准耳穴

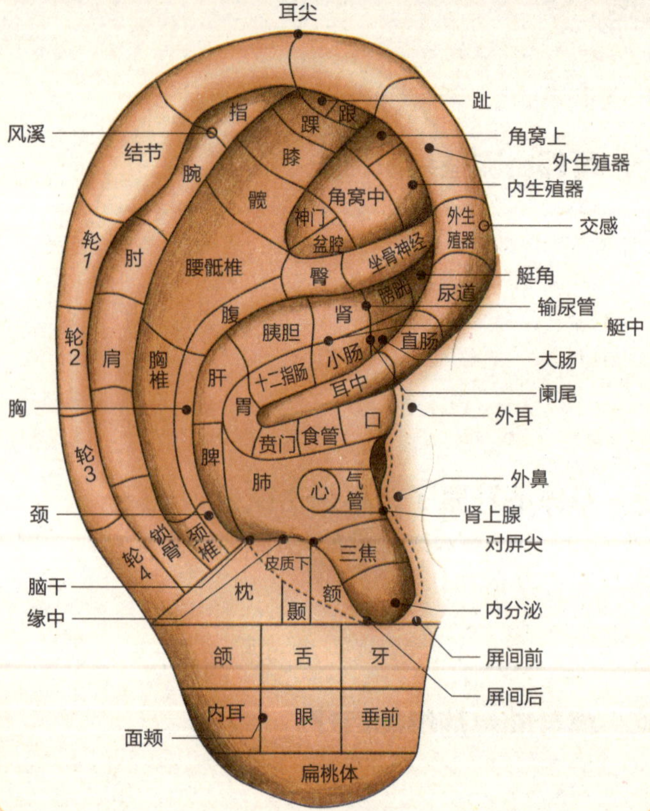

壹 耳轮穴位

❶ **耳中** 主治呃逆，荨麻疹，皮肤瘙痒，咯血。

❷ **直肠** 主治便秘，腹泻，脱肛，痔疮。

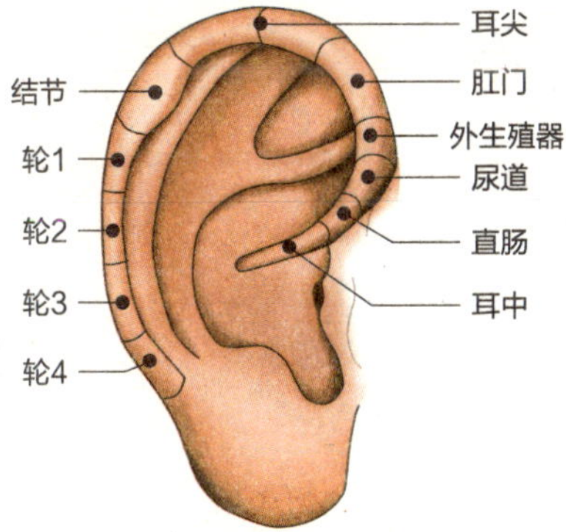

❸**尿道** 主治尿频，尿急，尿痛，尿潴留。

❹**外生殖器** 主治睾丸炎，附睾炎，阴道炎

❺**肛门** 主治痔疮，肛裂。

❻**耳尖** 主治发热，高血压，失眠。

❼**结节** 主治头晕，头痛，高血压。

❽**轮1** 主治扁桃体炎，上呼吸道感染，发热。

❾**轮2** 主治扁桃体炎，上呼吸道感染，发热。

❿**轮3** 主治扁桃体炎，上呼吸道感染，发热。

⓫**轮4** 主治扁桃体炎，上呼吸道感染，发热。

贰 耳舟穴位

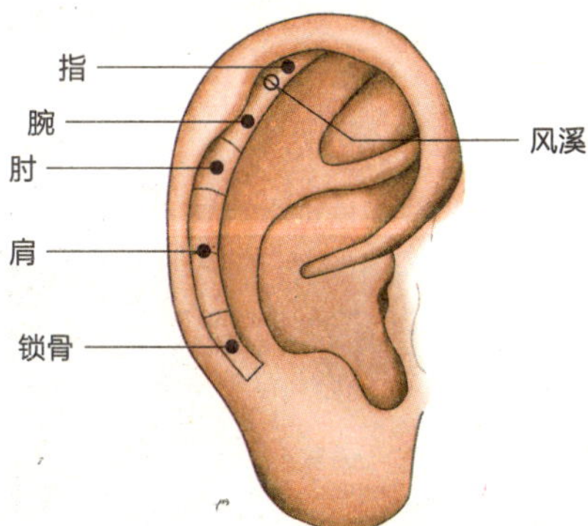

❶**指** 主治甲沟炎，手指疼痛和麻木。

❷**腕** 主治腕部疼痛。

❸**风溪** 主治荨麻疹，皮肤瘙痒，哮喘。

❹**肘** 主治肱骨外上髁炎，肘部疼痛。

❺**肩** 主治肩关节周围炎，肩部疼痛。

❻**锁骨** 主治肩关节周围炎。

叁 对耳轮穴位

❶ **跟** 主治足跟痛。

❷ **趾** 主治甲沟炎，足趾部疼痛麻木。

❸ **踝** 主治踝关节扭伤，踝关节炎。

❹ **膝** 主治膝关节肿痛。

❺ **髋** 主治髋关节疼痛，坐骨神经痛，腰骶部疼痛。

❻ **坐骨神经** 主治坐骨神经痛，下肢瘫痪。

❼ **交感** 主治胃肠痉挛，心绞痛，肾绞痛，心悸，失眠等。

❽ **臀** 主治坐骨神经痛，臀部疼痛。

❾ **腹** 主治腹痛，腹胀，腹泻，急性腰扭伤，痛经，产后宫缩痛。

❿ **腰骶椎** 主治腰骶部疼痛。

⓫ **胸** 主治胸胁疼痛，胸闷，乳痈，乳少。

⓬ **胸椎** 主治胸胁疼痛，经前乳房胀痛，产后乳少，乳痈。

⓭ **颈** 主治落枕，颈项强痛。

⓮ **颈椎** 主治落枕，颈椎病。

对耳轮穴位

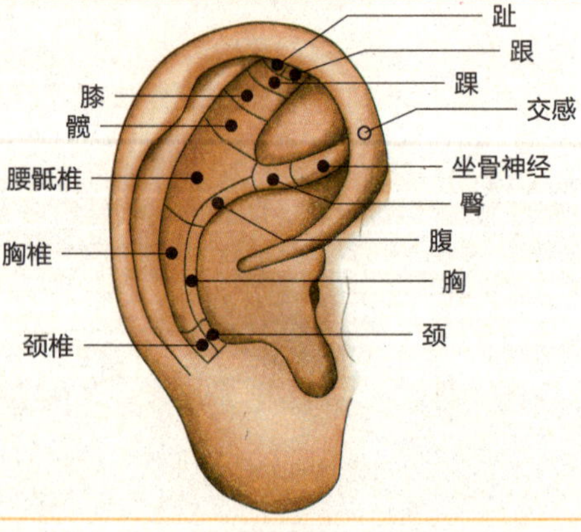

肆 三角窝穴位

❶ **角窝上** 主治高血压。

❷ **内生殖器** 主治痛经，月经不调，遗精，阳痿，早泄。

❸ **角窝中** 主治哮喘，咳嗽，肝炎。

❹ **神门** 各种痛症，咳嗽，哮喘，眩晕，高血压，过敏性疾病，戒断综合征。

❺ **盆腔** 主治盆腔炎，附件炎。

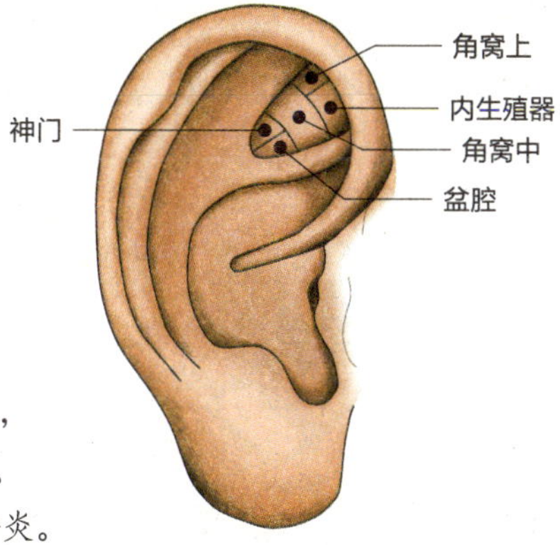

伍 耳屏穴位

❶ **上屏** 主治咽炎，单纯性肥胖症。

❷ **下屏** 主治鼻炎，单纯性肥胖症。

耳屏穴位

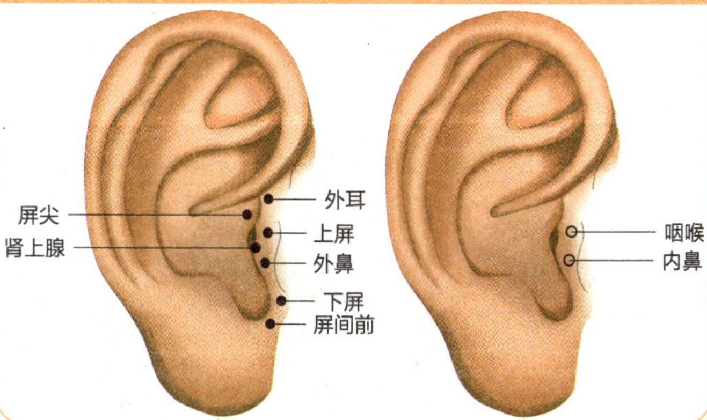

❸**外耳** 主治外耳道炎，中耳炎，耳鸣。

❹**屏尖** 主治发热，牙痛，腮腺炎，咽炎，扁桃体炎，结膜炎。

❺**外鼻** 主治鼻疖，鼻部痤疮，鼻炎。

❻**肾上腺** 主治低血压，风湿性关节炎，腮腺炎，间日疟，链霉素中毒性眩晕，哮喘，休克，鼻炎，急性结膜炎，咽炎，过敏性皮肤病。

❼**咽喉** 主治声音嘶哑，咽喉炎，扁桃体炎。

❽**内鼻** 主治鼻炎，副鼻窦炎，鼻出血。

❾**屏间前** 主治眼病。

陆 对耳屏穴位

❶**额** 主治额窦炎，头痛，头晕，失眠，多梦。

❷**屏间前** 主治近视眼，青光眼，视网膜炎。

❸**屏间后** 主治眼病。

❹**颞** 主治偏头痛。

对耳屏穴位

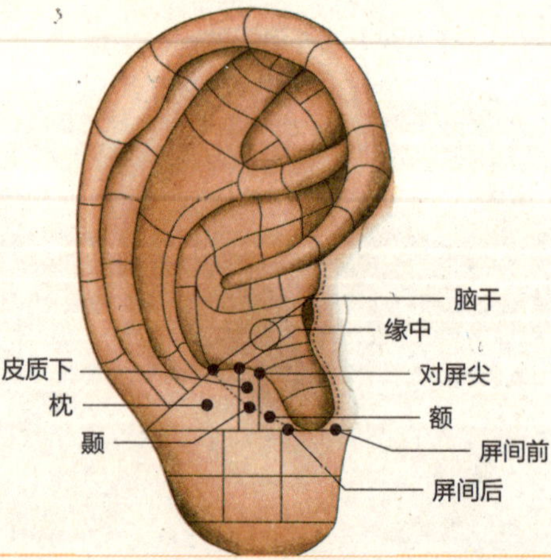

❺**枕** 主治头痛，眩晕，哮喘，癫痫，神经衰弱。

❻**皮质下** 主治痛症，间日疟，神经衰弱，假性近视，胃溃疡，腹泻，高血压病，冠心病，心律失常。

❼**对屏尖** 主治哮喘，腮腺炎，皮肤瘙痒，睾丸炎，附睾炎。

❽**缘中** 主治遗尿，内耳眩晕症，功能性子宫出血。

❾**脑干** 主治头痛，眩晕，假性近视。

柒 耳甲穴位

❶**口** 主治面瘫，口腔炎，胆囊炎，胆石症，牙周炎，舌炎。

❷**食管** 主治食管炎，食管痉挛。

❸**贲门** 主治贲门痉挛，神经性呕吐。

❹**胃** 主治胃炎，胃溃疡，失眠，牙痛，消化不良，恶心呕吐。

❺**十二指肠** 主治十二指肠球部溃疡，胆囊炎，胆石症，幽门痉挛，腹胀，腹泻，腹痛。

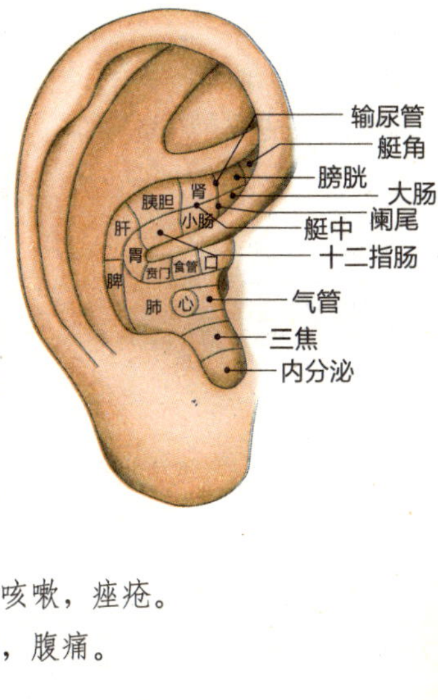

❻**小肠** 主治消化不良，腹痛，心动过速，心律不齐。

❼**大肠** 主治腹泻，便秘，痢疾，咳嗽，痤疮。

❽**阑尾** 主治单纯性阑尾炎，腹泻，腹痛。

❾**艇角** 主治前列腺炎，尿道炎。

❿**膀胱** 主治膀胱炎，遗尿，腰痛，坐骨神经痛，后头痛。

⓫**肾** 主治腰痛，耳鸣，神经衰弱，水肿，哮喘，遗尿症，月经不调，遗精，阳痿，早泄，眼病，五更泻。

⓬**输尿管** 主治输尿管结石绞痛。

⑬ **胰胆** 主治胆囊炎，胆石症，胆道蛔虫症，偏头痛，带状疱疹，中耳炎，耳鸣，听力减退，胰腺炎，口苦，胁痛。

⑭ **肝** 主治胁痛，经前期紧张症，月经不调，更年期综合征，高血压病，假性近视，单纯性青光眼，目赤肿痛。

⑮ **艇中** 主治腹痛，腹胀，腮腺炎。

⑯ **脾** 主治腹胀，腹泻，便秘，食欲不振，功能性子宫出血，白带过多，内耳眩晕症，水肿，痿证，内脏下垂，失眠。

⑰ **心** 主治心动过速，心律不齐，心绞痛，无脉症，癔症，自汗，盗汗，口舌生疮，心悸怔忡，失眠，健忘。

⑱ **气管** 主治咳嗽，气喘，急慢性咽炎。

⑲ **肺** 主治咳喘，胸闷，声音嘶哑，痤疮，皮肤瘙痒，荨麻疹，扁平疣，便秘，戒断综合征，自汗，盗汗，鼻炎。

⑳ **三焦** 主治便秘，水肿，耳鸣，糖尿病。

㉑ **内分泌** 主治痛经，月经不调，更年期综合征，糖尿病。

捌 耳垂穴位

❶ **牙** 主治牙痛，牙周炎。

❷ **舌** 主治舌炎，口腔炎。

❸ **颌** 主治牙痛，颞颌关节功能紊乱症。

❹ **垂前** 主治神经衰弱，牙痛。

❺ **眼** 主治假性近视，目赤肿痛，迎风流泪。

❻ **内耳** 主治耳鸣。

❼ **面颊** 主治周围性面瘫，三叉神经痛，痤疮，扁平疣。

❽ **扁桃体** 主治扁桃体炎，咽炎。

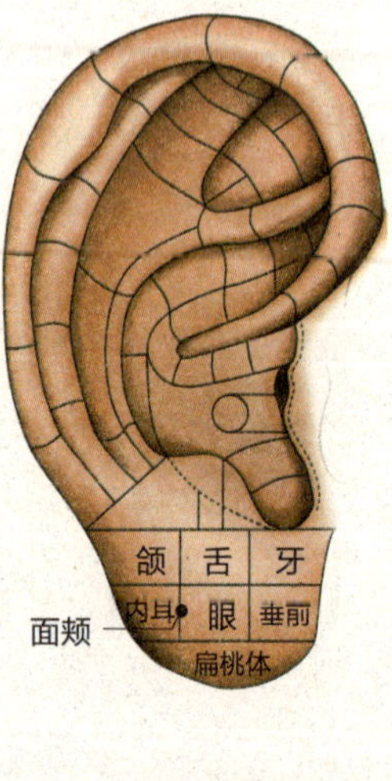

耳背、耳根穴位

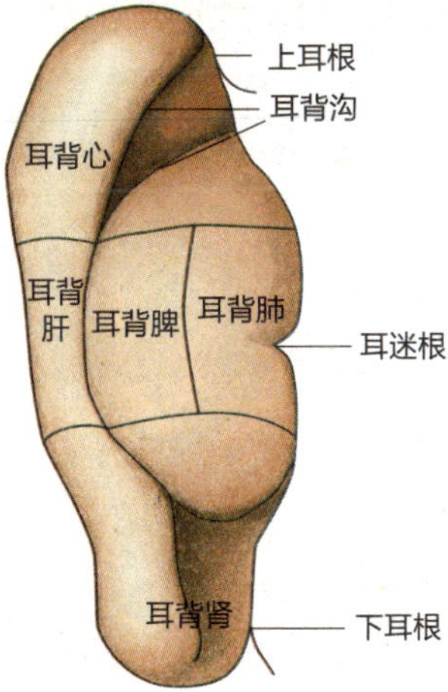

玖 耳背穴位

❶ **耳背心** 主治心悸，失眠。

❷ **耳背肺** 主治咳喘，皮肤瘙痒。

❸ **耳背脾** 主治胃痛，消化不良，食欲不振，腹胀，腹泻。

❹ **耳背肝** 主治胆囊炎，胆石症，胁痛。

❺ **耳背肾** 在耳背下部，即耳背5区。主治头痛，眩晕，神经衰弱。

❻ **耳背沟** 主治高血压病，皮肤瘙痒。

拾 耳根穴位

❶ **上耳根** 主治鼻衄，哮喘。

❷ **耳迷根** 主治胆囊炎，胆石症，鼻炎，心动过速，腹痛，腹泻。

❸ **下耳根** 主治低血压，下肢瘫痪。

你也能学会的4种观耳辨病法

瞧一瞧
——轻松易学的望耳诊病法

耳穴定位体现了耳与脏腑、身形的对应关系，是望耳诊病的重要基础。耳穴虽密集于耳郭，但分布并非杂乱无章，耳穴的分布是有规律可循的。

一般来说，耳垂、耳屏和对耳屏代表人的头面部，耳舟代表上肢，对耳轮代表躯干，对耳轮上下脚分别代表下肢和臀部，三角窝代表盆腔，耳甲艇代表腹腔，耳甲腔代表胸腔，耳轮脚代表横膈，耳轮前部代表泌尿生殖三角区。故与头面部相应的耳穴分布在耳垂、耳屏、对耳屏；与上肢相应的耳穴分布在耳舟；与躯干和下肢相应的耳穴分布在对耳轮；与内脏相应的耳穴分布在耳甲艇、耳甲腔和三角窝，其中心、肺、脾脏位于耳甲腔内，消化道围绕着耳轮脚分布，泌尿系统脏器和肝、胆位于耳甲艇，内生殖器位于三角窝。

耳郭的大小、厚薄反映先天肾气的强弱

中医的典籍中早就有记载，通过观察人耳的形态来判断肾的强弱、气血盛衰的状态。如《灵枢·本藏篇》："耳高者，肾高；耳后陷者，肾下；耳坚者，肾坚，耳薄不坚者肾脆……"

一般来说，耳厚大而润泽者为先天肾气充盛，耳薄小而干

枯者为先天肾气不足。耳部脉络，成年人宜隐而不显；若为小儿，则耳背脉络（上、中、下三支静脉）可略微显现，但应无充盈、扩张等表现。

耳郭异常传递出的疾病信号

• 耳郭肿大，为邪气实盛的征兆，多属少阳相火上攻所致。

• 耳前、耳后皆见肿胀者，为阳明中风的征象。

• 耳部长出肿块，其形状如樱桃者，称为“耳痔”。

• 耳郭瘦削，多为正气虚弱。其中耳轮焦干者，多为肾精亏损、肾阴不足或下消证所致，或为阴津耗伤；耳轮瘦干、萎缩而色暗红，主正气虚极，多属肾精亏虚或肾阴耗竭的表现。

• 耳轮皮肤粗糙如同鳞状，并呈褐色改变，多主久病血瘀，亦主肠痈之疾。

• 耳轮皮肤焦枯如受尘垢污染，且耳间青脉显现者，多为掣痛所致。

• 耳郭络脉显现充盈，多为气滞血淤所致。多见于各种痛证或咯血证。

• 耳垂长，耳郭亦长（约8厘米），为长寿之征兆。

• 耳垂厚而宽大，且体形肥胖者，为易患脑出血之征兆。

• 双侧耳轮呈部分性肥厚者，为罹患冠心病之先兆。

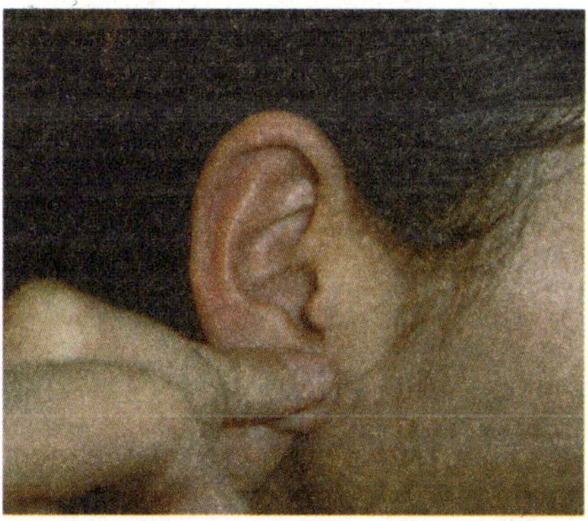

• 耳郭肥软者，为五行湿盛之征兆，水荡而克土，易患风湿多痰或心脏疾患。

• 耳垂发生弯曲改变者，多为心脏衰弱之人。

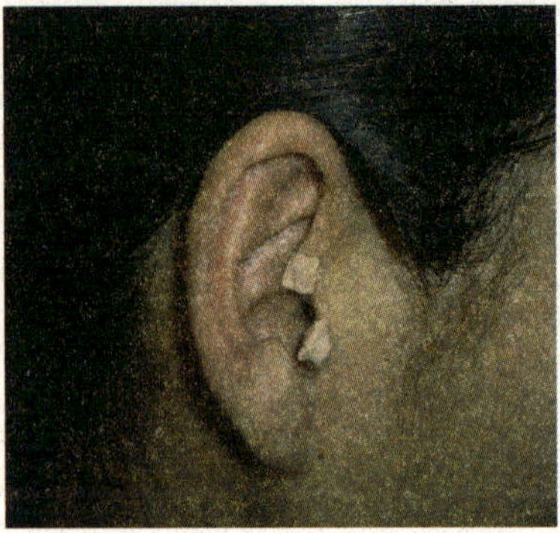

• 耳薄而肮脏，毫无生气表现者，提示体质虚弱，疲乏无力。

• 耳垂瘦薄，甚至连血管网都看得非常清楚，常见于突眼性甲状腺肿和呼吸系统疾患。

• 耳垂瘦薄，呈咖啡色者，提示易患肾病、糖尿病等。

• 耳小而紧缩者，为先天性遗传体质虚弱之征兆。

• 耳薄而小者，为形亏之故，多属肾气亏虚，故有“耳薄者肾脆”之说。

• 上耳部尖者，提示健康、长寿；上耳部圆者，提示体弱而多病。

• 耳全部萎缩者，为肾气衰竭之死证。

• 耳轮和耳垂均明显萎缩、枯黑、干瘪、卷曲，见于各种晚期恶性肿瘤、肝性昏迷、肾衰竭、心力衰竭、弥散性血管内凝血、脑出血等危重症患者的弥留之际。

• 糜烂于耳背乳突处，或生于耳后缝间，延及耳垂下方，如刀裂之状，色红，时流黄水，称为“旋耳疮”，此乃脾胆湿热所致。亦可作为小儿蛔虫病的诊断依据之一。

耳朵色泽传递出什么信息

健康人的耳郭颜色微黄而红润，不健康人的耳郭枯燥而不润泽。

红色

01 耳郭色红，提示气血充盛，主热证；又主内外皆热；又主热积惊痰、潮热、谵语或惊啼；又主脾胃实热。

02 耳郭色鲜红为发热，红而肿痛，为上焦风热或肝胆火盛，或湿热火毒上攻所致。

03 耳郭淡红，多属脾肾两虚；耳背见红络，且伴耳根部发凉者，乃麻疹之先兆；若耳色暗红，为邪毒久留、气滞血淤的症候。

04 冬天耳轮呈紫红或青紫湿烂者，为冻疮之征象。

黄色

1. 耳郭色黄显著，提示脾郁湿盛，或兼有风、热。
2. 耳郭黄中见赤，为热证、风证或湿热证。
3. 耳郭其色深黄如橘皮色，兼面黄、目黄者，是黄疸病的征象。
4. 耳郭颜色淡黄，主湿邪阻滞中焦。
5. 耳郭色微黄，主睡中惊厥、磨牙，亦说明其病即将痊愈。
6. 耳轮色黄，称为“黄耳”，且伴耳中掣痛者，为伤寒之征兆。
7. 无论为何着色，均宜略带淡黄，此为胃气尚存之征兆。

青色

1. 耳郭色青者，提示气血运行不畅或风气壅盛，多为痛证、寒证或惊风。
2. 耳郭色青发黑者，多见于久病有瘀血或剧痛患者。
3. 耳前见青色，多为惊邪入胃之征兆。
4. 耳郭见青白色，为元气不足，虚寒欠火之征兆。
5. 耳郭色纯青，为风寒入腹掣痛之征兆。
6. 青色自眼目或太阳穴处入耳者，多为病情危重之征兆。
7. 耳色呈青紫改变，多为热邪所致；轻则发热夜啼，重则惊风抽搐不止。
8. 小儿耳根部呈青暗色表现，提示体弱多病。

白色

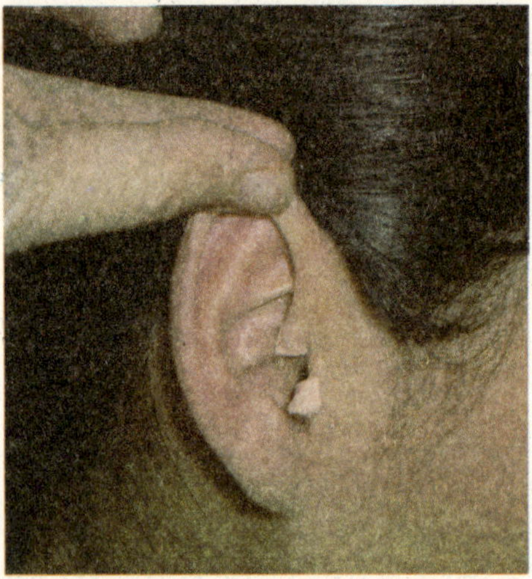

1. 耳郭色白者，为气血不足、肾气虚弱和血脱之征兆，多为虚寒证，常因突受风寒或寒邪直中所致。

2. 耳色苍白无光，多为肾气衰败之征兆，常见于病情垂危患者。

3. 耳郭呈淡白色，多为气虚之征兆。耳郭厚而白者，为气虚有痰之征兆；耳郭薄而白，为气虚有火之征兆；垂危患者见耳薄而色白者，多为肾败所致。

4. 用手揉搓耳垂后，如仍见苍白无血色者，多为血液循环欠佳或贫血之征兆。

黑色

1. 耳郭色黑多主寒邪内伏，阳气不振。

2. 耳郭色黑，多属败象，多由内分泌功能不足所致。

3. 耳郭苍黑属肾热；紫黑多主热极；青黑多属痛证，常见于剧痛患者。

4. 耳畔如烟煤样黑，多为肾精虚寒所致。

5. 耳轮焦黑，多为肾脏虚寒；耳轮干枯焦黑，提示肾精耗竭，可见于温病后期，肾阴久耗及消渴证中的下消证；耳轮焦黑如炭，为肾气欲绝之危候。

耳穴变色传递出的疾病征兆

耳穴变色是指耳穴区与耳郭周围皮肤颜色不同。变色既可以是局部变色，也可能多个区域变色，甚至整个耳朵变色。根据变色的深与浅、程度是新鲜的还是陈旧的，可以区分耳穴所反映的疾病的发生时间与病程进展，如急性、慢性和亚急性。

红色	鲜红色	多见于急性病症、痛症。如急性扁桃体炎，在扁桃体穴可有大片状鲜红色表现
	暗红色	多见于慢性病。如慢性扁桃体炎在扁桃体穴则为暗红色表现
白色	白色	多见于慢性病。如慢性肝炎、慢性胃炎，肝穴、胃穴可呈白色变化
	苍白色	多为贫血
	中间白边缘红	多见于慢性病急性发作。如慢性阑尾炎急性发作，阑尾穴可有中间白外边红的表现。如胃溃疡，胃区点状白色边缘红晕
褐色	浅褐色	多见于慢性病愈合期。如胃溃疡愈合时在胃穴可有浅褐色变化
	深褐色	多见于各种肿瘤。如肿瘤特异区呈深褐色污秽枯焦时，要考虑肿瘤

耳穴变形是怎么回事

耳穴变形是指耳穴病变部位出现形态改变，有局部的隆起、凹陷等表现。

耳朵隆起的疾病信号

耳郭呈片状、条索状、结节状等，小如芝麻，大如黄豆般，凸起于皮肤表面。若3个结节状硬结连在一起为串珠状，提示罹患慢性病变，并以慢性器质性病变为主。常见于内脏肿大、内脏下垂、慢性炎症、骨质增生、肿瘤等病变。

〔点状隆起〕见于口腔炎、气管炎等。

如慢性支气管炎，肺穴区呈米粒大小的白色隆起，边缘清楚。

如糖尿病，胰胆穴区与十二指肠穴区之间有淡红色粟粒状圆形隆起；胰腺区有白色点状隆起。

〔条索状隆起〕多见于痔疮、便秘、偏头痛、手术后留下的疤痕等。

如坐骨神经痛，坐骨神经穴区有褐色粗条索。

胃癌术后，胃穴区有白色条索状瘢痕。

肺癌切除术后，肺、胸穴区有一条索状瘢痕。

子宫全切除术后，三角窝有一红色条索。

〔结节状隆起〕多见于颈椎、腰椎、软骨、骨质增生。若软骨结节样隆起，无移动，边缘不清，色又污秽，要警惕肿瘤，须多观察。

如颈椎病，颈椎穴区结节状隆起。

骨质增生，颈椎至腰骶椎穴区呈串珠样改变。

胰头癌，胰胆穴区呈结节状隆起。

〔片状隆起〕多见于肠功能紊乱、腰肌劳损，也可见于头痛。

如偏头痛，额、颞穴区呈片状隆起。

慢性肝炎，肝穴区呈片状隆起，色暗。

肝癌，肝穴区呈片状隆起，色暗，肿瘤特异区（耳轮结节至耳轮尾）色素沉着，污秽。

耳朵凹陷的疾病信号

可分点状、线状、片状凹陷。提示陈旧性病变、慢性器质性病变，亦可见于手术后疤痕。

〔点状凹陷〕多见于缺齿、口腔溃疡、散光。

如十二指肠球部溃疡（活动期），十二指肠穴区有一米粒大小，呈红色的凹陷。

十二指肠球部溃疡（愈合期），十二指肠穴区有一米粒大小，呈浅褐色的凹陷。

食管癌、肺癌、子宫内膜癌、前列腺癌的耳穴异常表现

● **食管癌**：食管穴区呈点状深褐色，肿瘤特异区1（耳轮结节至耳轮尾）和肿瘤特异区2（耳轮尾至耳垂）呈暗褐色。

● **肺癌**：肺穴区呈深褐色，肿瘤特异区1色暗，污秽。

● **子宫内膜癌**：三角窝处色素沉着，呈深褐色。

● **前列腺癌**：内生殖器穴区呈青黑色，肿瘤特异区1色素沉着、污秽。

胃溃疡（愈合期），胃穴区有绿豆大呈暗褐色的凹陷，边缘清楚。

〔线状凹陷〕线状凹陷是一种可以在耳郭的不同部位见到的皮肤皱褶改变，在某些部位与疾病中具有较典型意义的凹陷改变。如耳垂折痕征（从屏间切迹下至扁桃体穴的线状凹陷）与冠心病的关联是十分密切的，也称作“供血不足沟”“冠脉沟”“冠心病沟”。

线状凹陷多见于脑供血不足、冠心病、手术后瘢痕、缺齿。

如：供血不足沟，屏间前至扁桃体区皮肤皱褶加深。

冠心病，心穴区色暗，屏间后至扁桃体区有皱褶。

冠心病，心穴区色暗，屏间前至扁桃体区有皱褶。

耳鸣沟，屏间后至内耳区有一皱褶。

缺齿沟，缘中穴至颌穴的皮肤皱褶加深。

低血压沟，屏间切迹下至耳垂7区的皮肤皱褶，大致与耳垂前沟相平行。

阑尾切除术后，阑尾穴区呈红色线状凹陷。

〔片状凹陷〕多见于头晕、胃溃疡病。

〔水波纹改变〕水波纹改变是一种在少数部位如耳尖等发生的皮肤改变。

耳尖区水波纹皱褶，为神经衰弱患者的一种较为典型的耳郭形态改变。典型者可见一圆环形水波纹，并可在耳垂部触摸到一个或数个大小变化且因人而异的硬结。

除神经衰弱有水波纹样改变外，其他疾病或耳郭的其他区域也可以有水波纹样形态改变，如肝癌所对应的肝区等。

耳朵水肿的疾病信号

耳朵水肿的疾病信号：视相应部位判断疾病。如在心穴水肿，要考虑心脏病或神经衰弱；扁桃体穴水肿，要考虑扁桃体炎。如急性扁桃体炎，扁桃体穴区会出现充血水肿。

耳折痕暴露心脏问题

耳折痕又称耳垂皱褶，是指从耳屏间切迹外伸到耳垂边缘的一条斜线状皮肤折痕。两侧耳垂有深而斜行向下连贯的皮肤皱纹，多数起自耳屏切迹，斜向后至耳垂外下缘，多呈线形、弧形或分叉形，还有一些较短者或不连贯者。耳折痕既可单侧发生也可双侧出现。其中男性如有 45 度的耳折痕横跨耳郭，则

❶耳折痕　❷耳鸣沟　❸缺齿沟

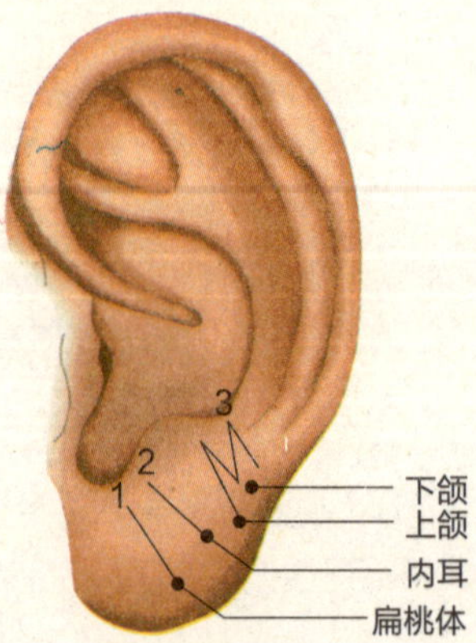

死于心脏病的概率为 55%，而有其他角度的耳折痕的心脏病患者致死率则低于 45 度耳折痕的患者。45 岁以上有胸痛与其他可疑症状者，如果出现耳垂折痕，则患有冠状动脉硬化的可能性达 90%。

耳垂主要由蜂窝组织构成，其血液和营养由耳后动脉、颞浅动脉耳前支供应。冠心病患者血液黏稠度增大，导致耳垂组织缺血、收缩，耳垂出现耳折痕。耳垂出现耳折痕的位置不同，代表不同的疾病预兆。

冠心病沟、耳鸣沟、缺齿沟、低血压沟位置有区别

- **冠心病沟**：是从耳垂部屏间切迹下方向耳垂“扁桃体”穴区走向的皮肤折痕，也称“供血不足沟”、“冠脉沟”，多提示冠心病。
- **耳鸣沟**：是从屏间切迹或对耳屏向耳垂“内耳”穴区走向的皮肤折痕，也称“眩晕沟”、“神经衰弱沟”。多提示耳鸣、眩晕、神经衰弱。
- **缺齿沟**：大体从轮屏切迹到下颌或上颌穴位的位置。多提示缺齿。
- **低血压沟**：是从屏间切迹下至耳垂 7 区，大致与耳垂前沟相平行。多提示低血压。

耳穴上的丘疹标示着什么

丘疹是指耳穴病变部位出现高于皮肤的疹子，有白色丘疹、红色丘疹、水疱样丘疹和暗灰色丘疹（形似鸡皮疙瘩样）之分。

白色丘疹

多见于皮肤病与过敏性疾病等慢性病。多见于慢性器质性疾患，如肺结核、各种结石等。

红色丘疹

多见于气管炎与肺炎等急性病。常见于急性炎症病变，如急性肠炎等。

如支气管哮喘（发作期），肺穴区有密集成群的丘疹，色红，大肠穴充血。

水疱样丘疹及暗灰色丘疹

多见于慢性功能性或器质性病变，如慢性咽喉炎、多梦、月经不调、心脏神经束支传导阻滞等疾患。

如矽肺，肺穴区有数个针尖大小的丘疹，凹凸不平，暗褐色，有光泽。

耳朵脱屑暗示着什么

脱屑是指耳穴病变部位呈白色脱落的表皮角质层碎屑。一般呈糠皮样或鳞片状脱皮，不易擦去。提示功能不全及内分泌功能紊乱。多见于皮肤病、消化不良及妇科炎症（视病变部位来确定）。

如：白带过多，三角窝有较多密集成片的脱屑。

荨麻疹，风溪穴有较多的白色脱屑。

肠炎，小肠、大肠穴区有较多脱屑。

口腔溃疡，口穴区有较多脱屑。

神经性厌食，食管、贲门穴区有较多的白色脱屑。

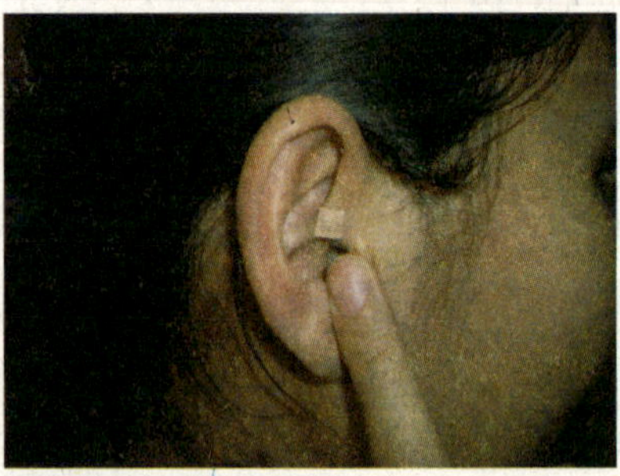

解读耳朵上的血管改变

耳郭血管改变是指耳郭上的血管出现扩张、扭曲、中断、网状改变等现象。提示急性炎症、慢性痛症、血液循环受阻、血管紧张性头痛、腰痛、心血管病、脑血管病、急性咽喉炎、急性胃炎、支气管扩张等疾患。

血管扩张

病变部位的血管充盈，呈网状或条状，色呈鲜红或暗红。

〔色红〕多见急性炎症、痛症。如急性结膜炎，眼穴呈鲜红色的网状表现；急性腰扭伤，腰穴呈鲜红色的条状表现。

如：大叶性肺炎（发热期），肺穴区就会出现毛细血管扩张，色鲜红。

月经不调，内生殖器穴区充血，毛细血管扩张。

急性膝关节损伤，膝关节穴区毛细血管扩张，色鲜红。

踝关节炎，踝关节穴区毛细血管扩张，色鲜红。

〔色暗红〕多见慢性病。如脾大，脾穴可呈网状暗红色表现。如腰肌劳损，腰骶椎穴区毛细血管扩张呈暗红色。

血管扭曲

指耳郭表面血管或隐约可见血管的扭曲状改变，常呈海星状、环球状、弧状、蝌蚪状、鼓槌状、梅花状等。

如甲状腺腺瘤，颈穴区可见海星状血管扭曲。

血管中断

指耳郭表面血管或隐约可见血管的中断状改变，常见于心肌梗死。

血管网状改变

指耳郭表面血管或隐约可见血管的网状改变，常见于心血管病、脑血管病、急性炎症和急性出血性疾病。

如肝硬化，表现为肝、脾穴区毛细血管扩张，呈网状。

耳毛异常增长提示动脉硬化

以往普遍认为，外耳道口周围耳毛异常增多是长寿的标志或征象。但根据观察，中年男子外耳道周围的耳毛异常增长，尤其是耳屏上有较浓黑的耳毛，是一种动脉硬化的征象或表现。

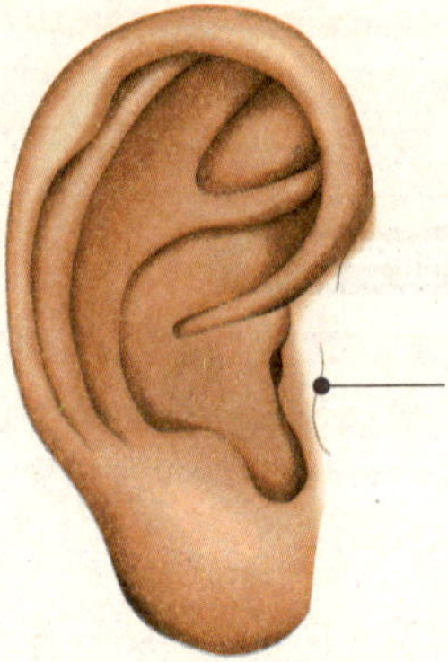

为何外耳道口周围，尤其是耳屏上是耳毛异常增多增粗的最明显部位呢？

这可能与耳屏是全身皮肤表面唯一的独立皮瓣有关。耳屏上耳毛的分布特点是：耳屏顶端中央区域稀少而周边区域稠多；内侧耳毛多、密，而外侧耳毛少、稀。这种耳毛分布特征可能与血液供应的独特性有关。除耳屏外，耳垂也常见耳毛异常增长。

观耳辨病的几个要点

1. 两眼平视，用拇指和示（食）指轻轻捏拿患者耳郭，由内向外、自上而下顺着耳郭的表面解剖部位，仔细察看。

2. 发现可疑有阳性反应物存在的耳穴后，用示（食）指或中指顶住该部，然后借助拇指的力量对其上提、下拉、外展，由紧而松，由松而紧，仔细辨认阳性反应物的大小、形状、色泽。双耳应进行对照观察。

3. 若发现皮下或皮内有可疑结节、条索状隆起等病理反应时，可用拇、示（食）两指捻揉或用力做前、后、左、右触摸，辨认其大小、硬度，可否移动，边缘是否整齐，有无压痛等。

4. 观察三角窝、耳甲艇部位时，应借助中指顶起耳郭，并用探棒拨开耳轮脚或对耳轮下脚及耳轮，以充分暴露望诊部位。

摸一摸
——简单易学的触耳诊病法

怎样触摸耳穴辨病

一般用左手轻扶耳郭，用拇指指腹放在被测的耳穴上，示（食）指衬于耳背的相对部位，两指指腹互相配合进行触摸；也可以利用作压痛测定的探棒或耳穴测定仪的探测棒在探测耳穴时稍加压力，并在划动中感知耳穴的形态变化。

触摸什么

触摸法主要注意局部有无隆起、凹陷、压痕及其深浅和色泽的改变。

触摸的顺序

触摸时，应先上后下、先内后外、先右后左，按耳郭的解剖部位顺序进行。在系统触摸耳郭各部位的基础上，右耳以触摸肝、胆、胃、十二指肠、阑尾穴为主，左耳以触摸胰腺、心、脾、小肠、大肠穴为主。

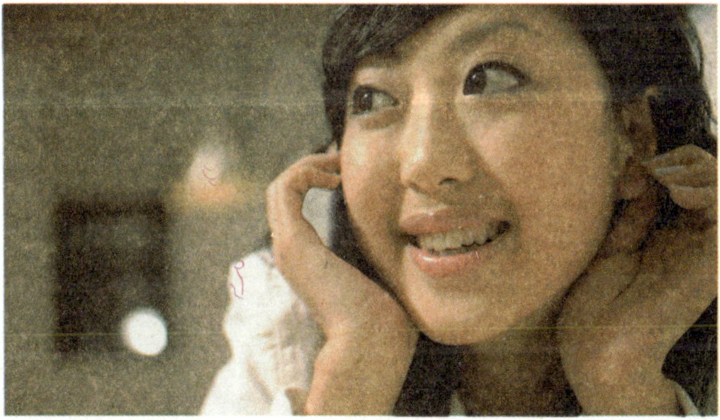

压一压
——快速实用的压痛诊病法

按压耳穴常用的几种工具

可使用专用的耳穴探压棒，探头尖端钝圆，直径 1.5 ~ 2 毫米，医疗器械店就能买到，既可作探压耳穴用，也可作按压耳穴治疗用，您可以自备 1 ~ 2 枚。或使用火柴棍、牙签的圆头、毫针的针柄等。

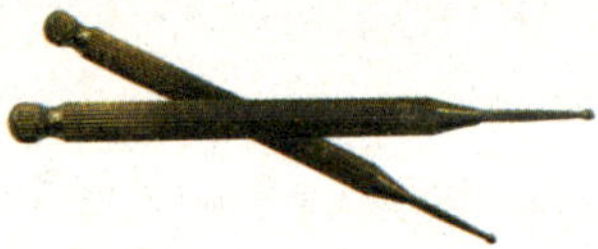

如何按压耳穴

用左手轻扶患者的耳背，右手持耳穴按压器具，以 50 ~ 100 克的均匀压力按压耳郭各穴位，并观察患者的疼痛情况，以找出压痛最为敏感的耳穴。

压痛敏感程度代表不同的意义

压痛敏感程度可分为四级，以（+）表示。

〔+〕呼痛，但表情无变化。

〔++〕呼痛，同时出现皱眉、眨眼等轻微的痛觉反应。

〔+++〕呼痛，并有躲闪等动作。

〔++++〕不能忍受的剧痛，并有出汗等强烈的痛反应。

特别要注意哪种压痛点

人体患病时，往往在耳郭数处可出现压痛点，但（+++）或（++++）的压痛点，则通常出现在与病变位置对应的代表区内。同一机体有多种疾病存在时，这类压痛点出现在主导病症的代表区内。如果探压到这种压痛点，一定要特别注意。

耳穴压痛也会根据不同的疾病表现出不同的程度，症状发作时压痛明显，间歇期缓解；病程短者，压痛反应明显，病程长者减低。

测一测
——耳穴电测定诊病法

耳穴探测仪

当人体生病时，耳穴处的皮肤会出现电阻值下降、导电量增加的现象，我们可以买一台小小的耳穴探测仪，帮您探测耳穴。

不同的耳穴探测仪使用方法不尽相同，请参照使用说明书操作。一般测定时，先打开仪器，让患者手握电极，医者持探测棒在耳郭上均匀缓慢地滑动。当找到低电阻点时，仪器即会显示出来（发光、发出响声或以数据表示），并根据其发光、发声的程度，筛选出主要低电阻点来。

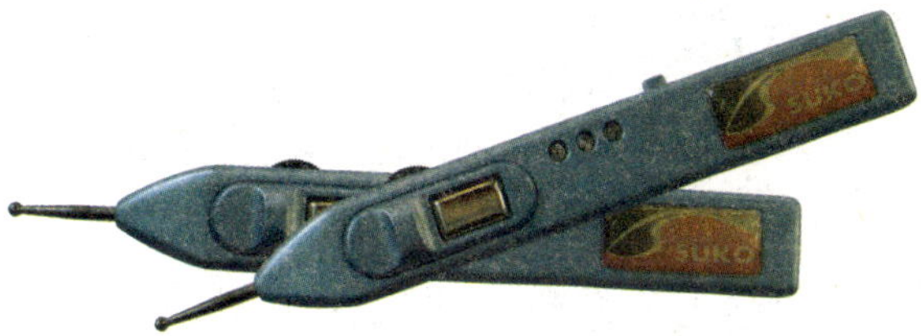

耳穴探测顺序

应沿耳郭自上而下，自内向外，逐点逐穴探测。一般为：三角窝→耳甲艇→耳甲腔→耳舟→轮屏切迹→对耳屏→耳屏→屏间切迹→耳垂→屏上切迹→耳轮脚→耳轮→耳背。当然也可以根据病情，仅挑选可能与此病有关的耳穴进行探测，最好多测一些穴位，以防遗漏。

探测出阳性点后，可做标记，以便治疗时选用。

一看就懂的耳穴疗法

耳穴治疗方法很多，如在耳穴上扎毫针、埋揿针、放血、艾灸、灯草灸、注射药物、贴敷药物、贴压药物种子或药粒等，但多数需要专业的针灸师操作。下面介绍4种简单易学、适合您自疗和自行操作的耳穴治疗方法，您一看就懂。

最易操作的耳穴压丸法

耳穴压丸法，又称“耳压法”“耳穴贴压法”“耳穴压豆法”。是把光滑的圆形压丸用胶布或膏药粘贴在耳穴表面，并配合以按揉的一种治疗方法。

耳穴压丸法的特点

耳穴压丸法具有适用范围广泛、简便易行、奏效快速、刺激保留持续性、费用低廉、安全无副作用等特点，对于害怕针刺的人更为适合，非常适合居家自疗和自行操作。

耳穴压丸法需要的材料

〔选择适宜的压丸〕压丸要求圆形而光滑，质地坚硬，不易破碎，如大芝麻或半个绿豆等，均可作为压丸使用。常用的有王不留行子、白芥子、草决明子、绿豆、莱菔子、油菜籽等。此外，

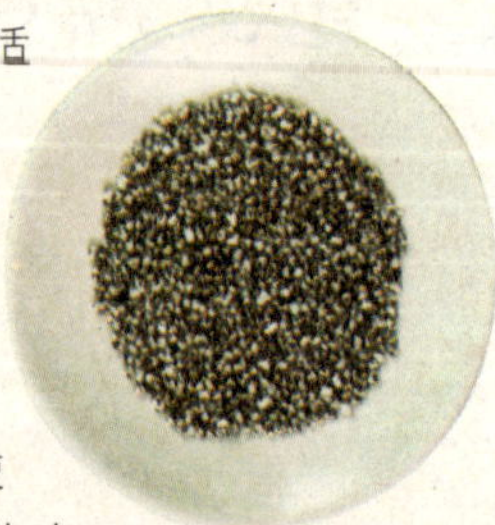

⊙王不留行子

高粱米、小麦、不锈钢小珠、圆滑的大砂粒等也可以采用。压丸本身要求清洁，用 75% 酒精浸泡约 2 分钟，或用沸水烫过，晾干后贮藏于瓶中备用。

〔医用胶布或膏药〕 胶布多选用肤色医用胶布（颜色与创可贴一样，比白胶布好看），贴在耳穴上不太明显。把医用胶布或膏药剪成约 0.6 厘米见方的小方块，将压丸贴在中央，再逐块排列在纱布或玻璃皿中，供治疗时取用。

〔压丸板〕 可采用如下方法自制一块。选用约 0.3 厘米厚的有机玻璃板，裁成长方形或正方形（大小自定），然后在其面上按 0.7 厘米左右的距离划割深约 0.1 厘米的纵行和横行线条。这样板面上就显现出一个个约 0.7 厘米见方的小方格，然后在方格中央钻深 1.0 ~ 1.5 毫米、直径 1.5 ~ 2.0 毫米的小凹陷。再将王不留行子或其他药子铺满小凹陷，用与有机玻璃板同样大小的胶布或膏药封贴于上面，用刮胡刀片或手术刀片、削铅笔刀沿沟槽划割开后备用。市售的压丸板也称“耳穴治疗板”“耳穴板”“耳豆板”，配以宽 10 厘米、长 100 厘米的专用胶布，使用非常方便，您可以买一块备用。

〔医用镊子〕 准备一把镀镍或不锈钢的医用镊子，以镊取上述准备好的贴子胶布并粘贴于耳穴上。

〔消毒用具〕 准备好适量的 75% 酒精、棉签。

耳穴压丸的简易操作法

用棉签蘸 75% 酒精涂抹耳穴，待干后，左手托住患者耳郭，右手用镊子将贴子胶布或膏药对准耳穴粘贴。在呈线、沟状的穴区（如耳背沟）可采用排豆压法。施行时，取与穴区等长的胶布或膏药，将压丸依次紧靠或相隔 1 ~ 2 粒丸距离于胶布或膏药上呈纵行排列，然后粘贴于穴区上。医者或患者用手指施行按压（揉），以使局部产生酸、胀、痛、麻、热等感觉，持续约 3 分钟。此后，每日自行按压（揉）3 ~ 5 次，每次 3 ~ 5 分钟，以出现上述感觉为度。每次施贴单侧或双侧耳郭，并予保留 3 ~ 5 日，待调整耳穴后再重新贴压。每 5 ~ 10 次为 1 个疗程，每个疗程间相隔 7 日左右。

压丸贴好后要加强刺激作用，常采用按压法或按揉法。

〔按压法〕是以拇、示二指在耳郭前后捏住贴敷的压丸，一松一紧地施行按压。该法的刺激感较强，适用于急性病、实热证和耐受力强的患者。

〔按揉法〕是以拇、示二指在耳郭前后捏住贴敷的压丸，以压丸正面相对的指尖顺时针或逆时针方向旋转揉动。该法的刺激感较按压法略弱，适用于虚证和老、幼及体弱者。

耳穴压丸需要注意的4点

1. 局部有皮损、炎症和冻疮者，不宜采用该法治疗。

2. 每侧耳郭每次贴治的耳穴不宜过多，一般宜在 10 穴以下。

3. 防止胶布潮湿和污染，以免引起炎症。夏季炎热汗多，不宜贴敷时间过长。亦不宜过重按揉，以免损破皮肤。

4. 个别患者对胶布过敏，局部可出现粟粒样丘疹，并伴有痒感，此时可将胶布取下，停用 3 ~ 5 日后再贴。必要时可加贴肾上腺穴或服用抗过敏药物，或改用脱敏胶布粘贴。

耳穴埋针法

耳穴埋针法是将皮内针埋于耳郭软骨与皮内之间，用胶布固定的一种耳针方法。将皮内针刺入皮内可产生一种持续而微弱的刺激，适用于疼痛性疾病和慢性病，此法可达到持续刺激巩固疗效或防止复发的作用。

皮内针

皮内针有两种，一种为揿针，又称“皮内揿针”“耳环针”。揿针形似图钉，由针环、针身、针尖三部分构成，为 26 号、28 号、30 号、31 号不锈钢丝制成，针身长 2 毫米。另有形似蝌蚪状的皮内针，结构同样分三部分，只是形态不同，针身长 6 ~ 10

毫米。埋针选用可依病情及部位而定，一般以揿针式适用。揿针使用前最好浸泡在75%酒精中30分钟。

耳穴埋针操作法

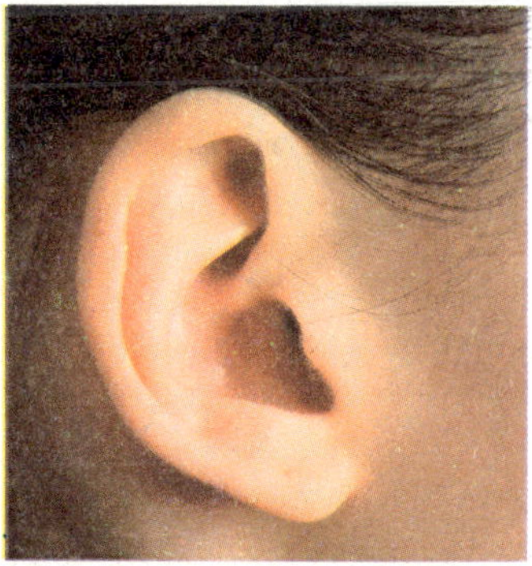

选好穴位、针具，局部耳穴用2%碘酊擦涂，继以75%酒精涂抹脱碘，或者直接涂上1%碘酊。左手固定耳郭，并绷紧局部以暴露穴位，右手用消毒过的镊子夹住皮内针的针柄或揿针的针环，对准穴位刺入压进，然后用剪成小块的胶布或止痛消炎膏、伤湿膏完全贴敷以固定之。

若使用一次性无菌揿针，则图钉形的揿针针柄已粘贴在透明胶布上，操作时右手用镊子夹住胶布的边缘，对准穴位，左手食指轻按，刺入压进穴区。

耳穴埋针需要注意以下3点

- 局部患有炎症或冻疮，则不宜埋针。
- 所用胶布要略大于针环（针柄），否则不易固定，针身易脱出。若埋针处疼痛影响睡眠，应适当调整针尖方向或深浅度，一般都能很好地解决。
- 埋针处不要淋湿浸水，一般1次埋入不要超过5天，夏季埋针时间不宜过长，不要超过3天，以免感染。如有痒感应立即起针，防止发生过敏性湿疹；若局部有胀痛不适，需及时检查，如针孔处有红肿时，应及时出针，同时涂上2%碘酊，或抗炎处理。

所需穴位贴完后，医者或患者按压 2 ~ 3 分钟，以加强刺激。

每耳每次埋穴 3 ~ 5 个，一般每次只埋一侧耳郭，但认为必要时也可同埋双侧，每日自行按压 3 ~ 5 次，每次 1 ~ 2 分钟，保留 3 ~ 5 天，5 ~ 10 次为一疗程，疗程间隔约 1 周。当撕开胶布，埋针则同时粘出，针孔应用 2% 碘酊涂擦。

耳穴放血法

耳穴放血法是指采用针具在耳穴或耳郭静脉处施行点刺、切割，以放出少量血液的一种治疗方法。

耳穴放血宜采用的针具

采用严格消毒、灭菌的三棱针、缝衣针、小刀片等。一人一针，重复使用应严格消毒，最好用一次性采血针。

耳穴放血能治疗哪些疾病

这种方法具有疏通经络，活血消肿，开窍泄热，止痒止惊，安神镇痛等作用。

凡是血瘀、邪热、热盛、阳亢所致的高热、抽搐、头昏目眩、目赤肿痛、跌打肿痛、咽喉肿痛、顽癣、腮腺炎、荨麻疹、带状疱疹、脑震荡后遗症、血管神经性头痛等病症，均可采用耳穴放血法治疗。

耳穴放血操作法

治疗前先按摩耳郭使其充血，并进行常规消毒。

左手固定耳郭，右手持消毒的三棱针或一次性刺血针，对准所选耳穴迅速刺入 1 ~ 2 毫米，或用小手术刀在耳背静脉处划深约 1 毫米，再用乙醇棉球擦拭放血处，流出 5 ~ 10 滴血后以干棉球止血。耳穴放血隔日 1 次，急性病可 1 日 2 次。

耳穴放血要注意的几点

1. 刺血前按摩耳郭使其充血非常重要，直接影响放血是否顺利，也影响治疗效果。

2. 用三棱针放血，针刺不宜太深，切忌穿透耳郭。

3. 耳背静脉需多次放血者应从静脉远心端开始。术毕必用干棉球按压，不要揉按，以防皮下出现瘀血。

4. 虚弱病人放血不宜过多，孕妇、患出血性疾病或凝血功能障碍的病人，如血小板减少性紫癜、血友病、维生素 K 缺乏症、弥散性血管内凝血等忌用本法。

5. 严格消毒，无菌操作，术后尽量减少汗液及水湿以免污染创口。

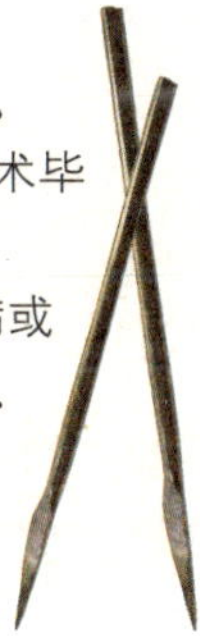

最简单的耳穴按摩法

什么是耳穴按摩法

耳穴按摩法，是用手指、专用的耳穴探压笔、圆珠笔芯尖、火柴棍头端、毫针针柄等在耳穴上进行搓摩、按揉、点按等，使得局部产生明显的酸、麻、胀、痛、发热等感觉，从而起到治疗作用的一种治疗方法。这种方法使用简便、实用，各种急慢性病症都适用，也常用于强身健体，预防疾病。

耳穴按摩常用的3种方法

〔点（切）按法〕用指甲或器具切压耳穴，以切压（约 15 秒）——放松(约 5 秒)的节律反复施术约 5 分钟，每日施治 2 ～ 3 次，急症或发作性病症（如呕吐、眩晕、疼痛等）每日可施治 5 ～ 6 次，或发作时即予点（切）按。

〔捏（按）揉法〕在用拇指和中指或示（食）指指尖相对捏压，或用器具按压的同时，以每分钟 20 ～ 30 转的频率旋转揉动耳穴，每次约 5 分钟，每日施治 2 ～ 3 次，急症或发作性病症可每日施治 5 ～ 6 次，或发作时施术。

〔搓摩法〕将示（食）指屈曲，置于耳郭前面的相应部位，然后用拇指指腹以一定的压力在耳郭背面相应穴区做上下或左右来回搓摩，使局部出现以热感为主，或兼酸胀的效应为度，持续 5 ~ 10 分钟，每次术后要求以耳郭发红并有发烫感为佳，每日施治 2 ~ 3 次。若搓摩耳郭正面穴区时，拇指指腹按压于耳郭背面相应部位，示（食）指屈曲，以指桡侧或指腹从上至下或从前至后搓摩。该法能对多个穴区同时进行刺激，常用于慢性病症的辅助治疗和保健，可增强体质。

耳穴疗法的常见身体反应

耳部反应

耳穴压丸、埋针或按摩时，刚开始耳部会有酸、麻、胀、痛、凉的感觉，过几分钟后，耳郭局部或整个耳郭可以见到发红充血发热，这些反应都属于“得气”反应。“得气”在古代称为“气至”。《灵枢·九针十二原》说：“刺之要，气至而有效。”也就是说，针刺或其他治疗手段实施后，如果出现上述反应就会收到较好的临床疗效。

个别人在耳穴压丸、埋针或按摩后，耳郭会呈现一种弥漫性无菌性的红肿现象。一般无须特殊处理，等停止治疗或休息几日后，能够自行消退。

患病部位反应

经压丸、埋针或按摩刺激后，有些人会感到其相应部位或内脏有热流运动的舒适感觉，有时患部肌肉会出现不自主的运动。如中风偏瘫患者的患肢发胀发麻，甚至不自主地运动；脱肛、子宫下垂的患者，当刺激耳郭穴位时，常有患部向上提拉紧缩的感觉。这些都是“得气”感应向着病变所在方向扩延和传布，最终达到病变部位，称作“气至病所”。《针灸大成·经络迎随设为问答》说：“有病远道者，必先使气直到病所”，这样会获得更好的临床疗效。

经络反应

当刺激耳穴后，部分人可呈现与十二经脉相同的循行路线放射，沿着经络方向出现酸、麻、蚂蚁爬行等感觉，甚至出现似电击样反应。出现经络放射感应者，往往疗效显著。

全身反应

耳穴刺激后，部分人会出现唾液分泌增多，胃肠蠕动增强并有饥饿感；少数人也可出现睡意。

即时效应

当刺激某一耳穴时，患者症状即刻获得缓解甚至消失，也就是我们常说的“立竿见影”，常表现在牙痛、头痛、胃肠痉挛以及其他一些疼痛性病症患者。

延迟效应

在治疗开始或疗程结束时，有的人疗效欠佳甚至无效。但在停止治疗期间，症状可显著改善。

适应反应

部分患者耳穴治疗后，开始疗效较好，但以后逐渐对刺激产生了适应性，所以疗效就停滞不前。故疗程之间需间隔数日或更长一些时间。

迟钝反应

少数患者耳郭的病理性敏感较少，刺激时一般没有得气感应，这类患者往往疗效就差，不宜采用耳穴疗法。垂危患者也常有此种表现，故对此类患者，耳穴疗法只作为辅助治疗。

反效应

在耳穴治疗时，偶见呈现一种反作用，即原有的症状非但无改善，反而有所加剧。这类情况常因患者的精神情绪紧张、取穴过多或刺激强度过大等因素而诱发。一般均属一时的反射性变化，待稍加调整后即可消失，多数患者仍可继续接受治疗。若此现象持续存在则应停止治疗，改换其他疗法进行。

耳穴疗法的宜与忌

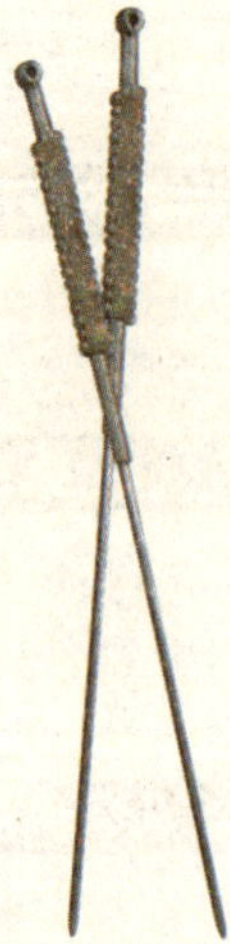

1. 外耳患扩散性炎症或刺激区域耳穴有湿疹、溃疡、冻疮、破溃等病变的，均不宜应用耳穴疗法。

2. 注意手指、耳穴按压器具、埋针及放血的针具、耳穴部位的严格消毒，以预防发生继发性感染。对于传染病患者，耳穴治疗时应戴一次性无菌手套，采用一次性（或专人专用）耳穴按压器具及埋针、放血针具，以防止疾病传染。

3. 患者在饥饿、饱食、酗酒、劳累之后，体质极度虚弱，精神极其紧张，大出血，患凝血功能障碍，大病后等，均不宜行强刺激手法。

4. 严重心脏病和严重贫血患者，应慎用耳穴疗法，并禁用强刺激手法。

5. 妇女月经期间采用耳穴疗法，个别患者有经期缩短或月经骤停现象发生，但待停止治疗后，不会影响以后的月经来潮。

6. 妊娠 5 个月前的孕妇不宜采用耳穴疗法，妊娠 5 ~ 9 个月期间，忌刺激内生殖器、盆腔、内分泌、腹等穴区，以免引起流产、早产。有习惯性流产史的孕妇忌用耳穴疗法。

耳穴疗法异常情况的处理

耳穴疗法在施治过程中，由于患者体质因素或刺激量过强，消毒不严，可能会出现晕针、感觉异常和耳郭感染等异常情况。具体处理方法介绍如下 ：

晕针的处理

晕针是指患者在针刺或压迫耳穴过程中，突然发生短暂性脑缺血的一系列症状。轻者表现为头晕目眩，胸闷不适 ；中度者感觉心慌难受，恶心欲吐，面色苍白，汗出肢冷，脉搏细弱；重者可见血压下降，昏厥。产生的原因多为患者精神紧张、体质虚弱、饥饿和刺激量过大。出现晕针现象，不要慌张，可按以下方法处理：

1. 轻度晕针者，不必拔针，只需平卧休息，喝点热开水。安慰患者，消除紧张心理，则症状会很快消除。

2. 中度、重度晕针，应立即拔针，采取头低脚高位平卧，并针刺或按压肾上腺或皮质下、枕等耳穴，即可逐渐恢复正常状态。

异常感觉的处理

刺激耳穴时，极少数患者可出现耳郭异常疼痛，或出现心慌、头痛、张口困难、下肢发冷、全身麻木等异常感觉，多因刺激肾上腺、交感、内分泌、肾、三焦、心、子宫等耳穴过重或针刺过深所致。一般将针稍作退出，或针尖方向稍作改变，减轻或停止按压，症状常可立即减轻或消失。若经上述处理仍无效者，则停止耳穴治疗，一般症状即可消失，不会留下后遗症。

感染的处理

运用耳穴疗法治疗疾病，只要严格按照操作规程进行施治，感染的发生率极低。若消毒不严、埋针时间过长、压丸时揉按过重等，有可能导致耳郭发生继发性感染。当耳穴处红肿、有少量渗出液时，应立即取下埋针或压丸，并服用抗生素，否则可引起耳软骨膜炎。

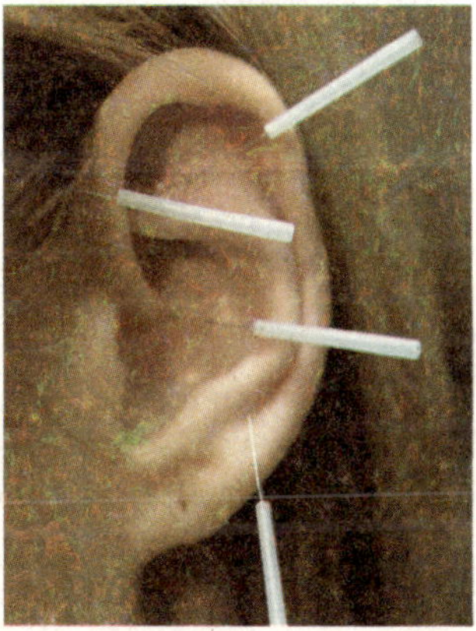

超简单耳穴诊疗祛病法

神经衰弱

神经衰弱属于心理疾病的一种，是一类精神容易兴奋和脑力容易疲乏、常有情绪烦恼和心理生理症状的神经性障碍。体力或脑力劳动超负荷时，或由于失恋、夫妻不和、上下级及同事间关系紧张、意外打击、高考落榜等失意的事，引起大脑皮质兴奋和抑制功能紊乱，是产生神经衰弱的主要原因。

典型症状

易兴奋、易激惹；脑力易疲乏，如看书学习稍久，则感头胀、头昏，注意力不集中；头痛、部位不固定；睡眠障碍，多为入睡困难，早醒，或醒后不易再入睡，多噩梦；自主神经功能紊乱，可心动过速、出汗、厌食、便秘、腹泻、月经失调、早泄；继发性疑病观念；不存在相应的躯体疾病或其他精神疾病，体格检查无阳性体征。

中医辨证分型

神经衰弱属中医学的“郁病”、“失眠”、“虚劳”、“心悸”等范畴，中医辨证一般分为肝郁气滞型、心肾不交型、心脾两虚型、肾阳虚型及胃失和降型。

1	肝郁气滞型	精神抑郁，夜卧不安，情绪不宁，胸部满闷，胁肋胀痛，痛无定处，脘闷嗳气，不思饮食，大便异常，女子月经不调，舌淡红苔薄，脉弦。
2	心肾不交型	精神恍惚，心神不宁，胸闷心悸，多疑易惊，虚烦不眠，噩梦纷纭，神疲健忘，潮热盗汗，腰酸膝软，舌红少苔，脉细数。
3	心脾两虚型	多思善疑，头晕神疲，心悸胆怯，失眠健忘，腹胀纳呆，面色不华，倦怠乏力，女子月经量少，舌淡苔薄白，脉细弱。
4	肾阳虚型	精神疲惫，头昏，气短，乏力，记忆力差，面色苍白，对一般事物不感兴趣，生活缺乏热情；性欲减退，早泄，滑精；舌质淡红，脉弱。
5	胃失和降型	失眠，胃痛，呃逆，嗳气，口泛酸水，头晕头胀，心情郁闷，烦躁易怒；舌质淡红，脉弦。

耳诊一点通

〔耳穴望诊〕在心穴区可见及圆形褶皱；枕或垂前穴区可见及点状或片状白色；肾穴区可见及点、片状白色。

〔耳穴触诊〕在枕、额等穴区，可摸到条索状物，对耳屏边缘可触及增生软骨。

〔耳穴压痛法或电测法〕在心、内分泌、内生殖器、肝、肾、枕等穴区，可触压及或探及敏感点，随其症状的不同还可触压及或探及相应的敏感点。

简易耳穴疗法

主穴取神门、心、肾、皮质下、垂前穴。随证配穴：心肾不交型者，配加肝穴；肝郁气滞型者，配加肝、三焦穴；心脾两虚型者，配加脾、小肠穴；肾阳虚型者，配加内生殖器、内分泌、艇角穴；胃失和降型者，配加脾、胃、三焦、交感穴。每次主穴均取，配穴根据临床症状选取 2 ~ 3 穴。每次选单侧耳穴，两耳交替进行。对准敏感点压丸。采用轻柔的按摩手法，每日自行按压每个耳穴 3 ~ 4 次，每 3 ~ 5 日治疗 1 次，10 次为 1 个疗程。

神经衰弱耳穴疗法图

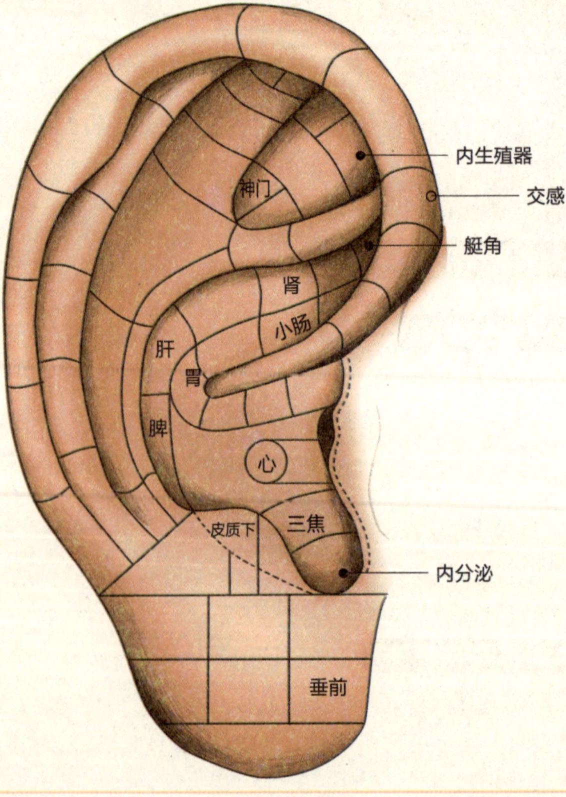

胃肠功能紊乱

胃肠道功能紊乱，又称胃肠神经官能症，是一组胃肠综合征的总称。精神因素常导致发病，如情绪紧张、焦虑、生活与工作上的困难、烦恼、意外和不幸等，均可干扰高级神经的正常活动，进而引起胃肠道的功能障碍。

典型症状

胃肠功能紊乱分为胃神经官能症和肠神经官能症，一般起病比较缓慢，症状复杂，呈持续性或反复发作性，病程多缠绵日久，临床表现以胃肠道症状为主。

〔胃神经官能症〕反复发作的连续性嗳气，咽部异物感，两胁和胃脘部胀闷，胃内无以言状的不适感，无饥饿感，或时而食欲旺盛、时而无食欲，胃内上冲上逆，打嗝、口干、口苦，胸闷、喜欢出长气，反酸，嗳气，厌食，恶心，呕吐，剑突下有灼热感，食后饱胀，上腹不适或疼痛，每遇情绪变化则症状加重。

〔肠神经官能症〕又称肠易激惹综合征。以肠道症状为主，出现腹痛、腹胀、肠鸣、腹泻和便秘，左下腹痛时可扪及条索状肿物，腹痛常因进食冷饮而加重，在排便、排气、灌肠后减轻。腹痛常伴有腹胀、排便不畅感或排便次数增加，粪便可稀可干等症状。以往称为结肠功能紊乱、结肠痉挛、结肠过敏、痉挛性结肠炎、黏液性结肠炎、情绪性腹泻等。

耳诊一点通

〔耳穴望诊〕在相应部位可见及阳性反应，如咽部异物感在咽喉穴，反酸、嗳气、剑突下灼热感在食管穴，呕吐在胃穴、贲门穴，厌食在脾穴，肠道易激惹综合征在大肠穴，喜欢出长气、情绪变化诱发的在肝穴等，可见及点、片状白色改变。有的患者在消化道区域可见有较多的白色脱屑。

〔耳穴压痛法或电测法〕在相应部位、心、皮质下、交感、神门等穴区，常可触压及或探及敏感点。

胃肠功能紊乱耳穴疗法图

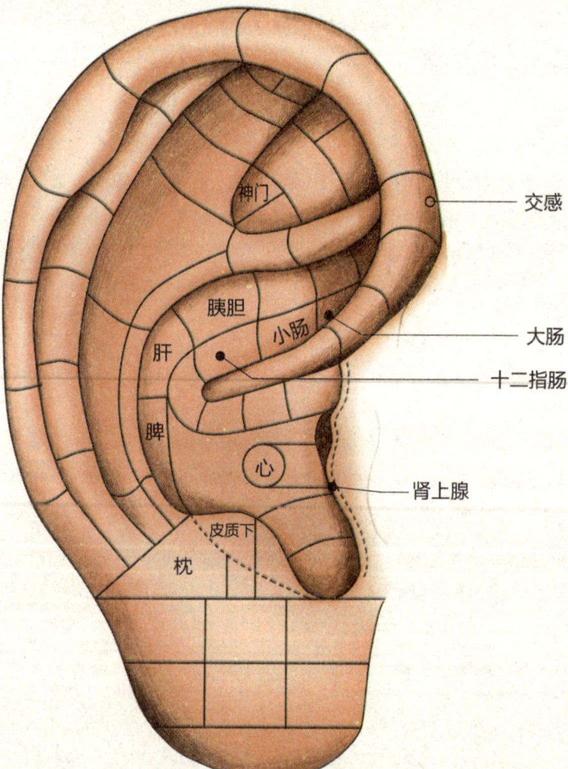

简易耳穴疗法

〔方法一〕主穴取神门、交感、皮质下、心穴；配穴取肝、肾上腺、枕、胰胆、脾穴。采用耳穴压丸法，根据不同的临床症状选取主配穴各 2 ~ 3 穴。每次取单侧耳穴，每隔 2 ~ 3 日换贴另一侧耳穴，10 次为 1 个疗程。疗程间相隔 7 ~ 10 日。

〔方法二〕搓摩十二指肠、小肠、大肠、脾、肝穴，将拇指桡侧置于上述穴位，食指放在其耳背的相应部位进行前后搓摩 3 ~ 5 分钟。也可将食指桡侧放在上述穴位，拇指放在相应耳背部位，上下搓摩 3 ~ 5 分钟，每日 1 ~ 2 次。

头痛

头痛是临床上常见的症状之一，通常是指局限于头颅上半部，包括眉弓、耳轮上缘和枕外隆突连线以上部位的疼痛。可出现在许多急慢性疾病之中。

中医辨证分型

〔外感头痛〕

1	风寒头痛	头痛时作，痛连项背，遇风尤剧，恶风畏寒，口不渴。舌苔薄白，脉浮。
2	风热头痛	头痛而涨，甚则头痛如裂，发热或恶风，面红目赤，口渴欲饮，便秘溲黄。舌红苔黄，脉浮数。
3	风湿头痛	头痛如裹，肢体困重，纳呆胸闷，小便不利，大便溏稀。苔白腻，脉濡。

〔内伤头痛〕

1	肝阳头痛	头痛而眩，心烦易怒，夜眠不宁，或兼胁痛，面红口苦。舌苔薄黄，脉弦有力。
2	肾虚头痛	头痛且空，每兼眩晕，腰痛酸软，神疲乏力，遗精带下，耳鸣少寐。舌红少苔，脉细。
3	血虚头痛	头痛而晕，心悸不宁，神疲乏力，面色㿠白。舌质淡，苔薄白，脉细弱。
4	痰浊头痛	头痛昏蒙，胸脘满闷，呕恶痰涎。苔白腻，脉滑或弦滑。

耳诊一点通

〔耳穴望诊〕头痛的相应部位可见及阳性反应，在枕、颞、额穴区均可见及。①肝胃蕴热型头痛者，可见及毛细血管怒张；或毛细血管呈网状充血反应。②风邪侵入型头痛者，可见及点状红晕，边缘不清，且有光泽。③虚证型头痛者，枕穴区可见及小片状白色反应，且边缘可见及红晕。

〔耳穴触诊〕在枕、额穴区皮下可触及小结节，或耳软骨边缘触及发硬、增厚状改变。

〔耳穴压痛或电测法〕①肝胃蕴热型头痛患者，可在肝、胃、皮质下穴区及相应部位，触压及或探及压痛点或敏感点。②风邪侵入型头痛患者，可在肝、风溪穴区以及相应部位，触压及或探及敏感点。③虚证型头痛患者，可在肾、脾、神门穴区以及相应部位，触压及或探及压痛点或敏感点。

简易耳穴疗法

〔方法一〕采用辨证分型耳穴治疗。主穴取神门、皮质下、枕穴；配穴取耳尖、肝、肾、脾、胃穴。外感头痛者，可配加耳尖穴；肝阳上亢型者，可配加肝穴；肾虚头痛者，可配加肾穴；

头痛耳穴疗法图

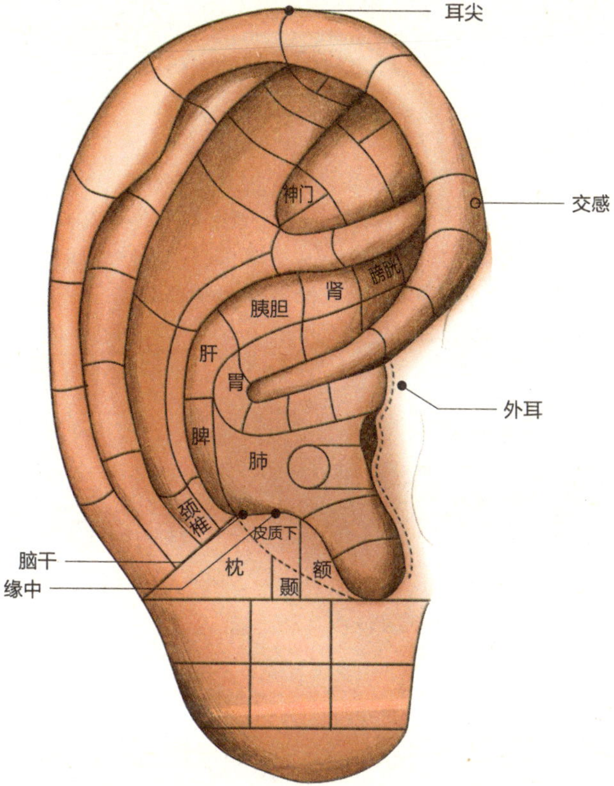

痰浊头痛者，可配加脾、胃穴。采用耳穴压豆法，取王不留行子数粒，方形胶布数块，对准穴位贴牢，并施加压力，以使患者感觉耳郭有酸、麻、胀、热等感觉为宜。外感及肝阳型头痛，按压角度垂直于穴位处，可用重手法。肾虚型手法要轻，既按且揉，以压丸不滚动为原则。以后患者每日自行按压耳穴 2 ~ 3 次，

7 次为 1 个疗程。1 个疗程结束后，休息 1 ~ 2 日，再进行下一个疗程的治疗。适宜病程 5 年以下的单侧及双侧头痛。

〔方法二〕①主穴：额、枕、神门、皮质下。配穴：肝、肺、肾。对镜而坐，以双手食指和拇指指端用力掐揉或捏揉两耳穴位；或用火柴棒头分别按压两耳穴位。手法以偏重为佳。②点按神门、皮质下、缘中及相应头痛部位（如前额痛加点按额穴，偏头痛加点按颞穴、后头痛加点按枕穴等）。即右手持按摩棒依次对准上述穴位，左手扶持耳郭，食指掌侧依次置于上述穴位耳背的相应位置，两手配合，一压一松，每穴点按 2 ~ 3 分钟，每日 1 次。③前额头痛，还可配合揉按胃穴；后头痛配合揉按膀胱、颈椎穴；头顶痛配合揉按肝穴；偏头痛配合揉按交感、胆、外耳穴。即用按摩棒或拇指、食指指端掌侧对准上述穴位，另一手指配合于耳背的相应部位进行顺时针揉按，每穴 2 ~ 3 分钟，每日 1 次。

胆囊炎

胆囊炎是细菌性感染或化学性刺激（胆汁成分改变）引起的胆囊炎性病变，为胆囊的常见病。本病多见于35~55岁的中年人，多见于肥胖且多次妊娠的妇女。

胆囊炎分急性和慢性两种。

〔急性胆囊炎〕发病与胆汁淤滞和细菌感染密切相关。主要致病菌为大肠杆菌（占60%~70%）、克雷伯菌、厌氧杆菌等革兰阴性菌，多由肠道经胆总管逆行进入胆囊，少数经门静脉系统至肝，再随胆汁流入胆囊。

〔慢性胆囊炎〕一部分为急性胆囊炎迁延而成，但多数既往并无急性发作史。约70%的病人伴有结石。

典型症状

〔急性胆囊炎〕患者多在进食油腻晚餐后半夜发病，因高脂饮食能使胆囊加强收缩，而睡眠时平卧又易于小胆石滑入并嵌顿胆囊管。主要表现为右上腹持续性疼痛、阵发性加剧，可向右肩背放射；常伴发热、恶心呕吐，但寒战少见，黄疸轻。腹部检查发现右上腹饱满，胆囊区腹肌紧张、明显压痛、反跳痛。

〔慢性胆囊炎〕多数表现为胆源性消化不良，厌油腻食物、上腹部闷胀、嗳气、胃部灼热等，与溃疡病或慢性阑尾炎近似；有时因结石梗阻胆囊管，可呈急性发作，但当结石移动、梗阻解除，即迅速好转。

耳诊一点通

〔耳穴望诊〕

1. 慢性胆囊炎：病程在10年以内的患者，在胰胆穴区可见及粟米粒大小结节。有时还可见及软骨组织增生，其形状如同黄豆或绿豆样大小。

2. 急性胆囊炎：在胰胆穴区、十二指肠穴区常可见及阳性反应，其阳性反应呈点、片状充血或红晕；慢性胆囊炎患者，则可见及片状白色，边缘且可见及红晕。

〔耳穴触诊〕在胰胆穴区耳郭有增厚感，且质地较软。

简易耳穴疗法

〔方法一〕主穴取胰胆、交感、肝穴；配穴取神门、内分泌、胃、三焦、脾穴。采用耳穴压丸法。遇发热者，可配加神门穴。恶心、呕吐者，可配加胃穴。若黄疸者，可配加脾、三焦穴。

〔方法二〕慢性胆囊炎，取肝、胰胆、交感、神门、耳尖、耳迷根、三焦、十二指肠穴，每次选 5 ~ 7 穴。采用王不留行子贴压耳穴，每日自行按压耳穴数次。每次取单侧耳穴，两耳交替进行。每隔 3 ~ 5 日更换 1 次，10 次为 1 个疗程。

胆囊炎耳穴疗法图

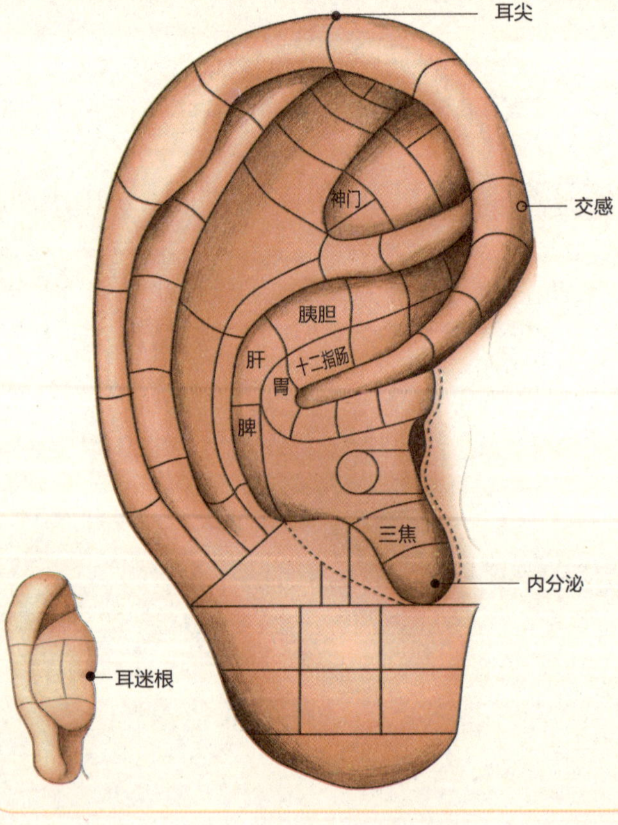

胆石症

胆石症是指胆管或胆囊产生胆石而引起剧烈的腹痛、黄疸、发热等症状的疾病。按发生的部位来分，可分为胆囊结石、肝外胆管结石和肝内胆管结石，其中胆囊结石占全部结石的50%左右。

典型症状

〔胆囊结石〕发病早期无感染，故无寒战，发热，当伴发感染和梗阻时，胆囊可发生化脓、坏疽，甚至穿孔。急性发作大多在饱餐或吃油腻食物后。

〔胆总管结石〕结石可来自于胆囊或肝内胆管，也可原发于胆总管。较小的胆囊结石可经胆囊管坠入胆总管，形成继发性胆总管结石症，引起阻塞性黄疸及胆管炎。

〔肝内胆管结石〕当结石降入肝外胆管造成胆道梗阻或急性炎症时，可有上腹绞痛、寒战、高热及黄疸等化脓性胆管炎表现。

耳诊一点通

〔耳穴望诊〕胰胆穴区可见及粟米粒至绿豆样大小的结节。其增生组织的大小与胆囊结石的大小成正比的关系，且质地越硬，表明其结石形成的时间越长。

〔耳穴触诊〕在肝穴区可触及小结节，质地较硬。

〔耳穴压痛法或电测法〕在肝胆区可触压及或探及敏感点。

简易耳穴疗法

〔方法一〕慢性胆石症：胰胆、交感、神门、耳尖、肝、耳迷根、三焦、十二指肠穴，每次选 5 ~ 7 穴。疼痛发作时耳尖穴做点刺放血，其余穴采用王不留行子贴压，压子后每日自行按压耳穴数次，每次取单侧，两耳交替进行。可同时配合进食少量脂肪餐，以促进胆囊的收缩，使结石易于排出。

〔方法二〕取肝、胰胆、脾、胃、十二指肠等穴，采取耳穴埋针法，按常规法施术。也可采用耳穴贴压法，用胶布剪成小

胆石症耳穴疗法图

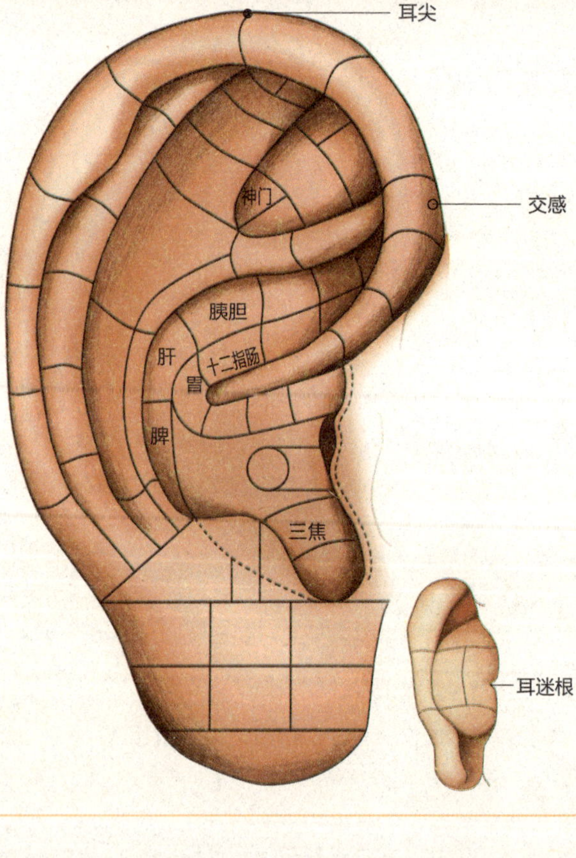

方块，粘贴王不留行子于耳穴上，经常用手指捻压，粘贴后可放置数日，可使症状减轻甚或消除。

耳穴排石的适应证

1. 胆总管、胆囊、肝管结石和胆囊术后的残余结石，大小在 1.5 立方厘米以下。

2. 肝、胆管或肝内广泛小结石难以手术者。

3. 有慢性胆囊炎或有胆石症引起的疼痛、发热、黄疸等。

在医生指导下排除禁忌证后，这三种情况均可行耳穴疗法排石。

单纯性肥胖症

单纯性肥胖症是指无明显的内分泌和代谢性疾病的病因引起的肥胖。

是因多食少动、能量的摄入超过消耗而转为脂肪储存于体内，导致BMI（体重指数）超出正常范围（BMI≥28）的慢性疾病。

注：体重指数（BMI）＝体重/身高^2（kg）/（m^2）。中国人体重指数正常值为18.5～24，小于18.5为消瘦，24～28为超重，大于28为肥胖。

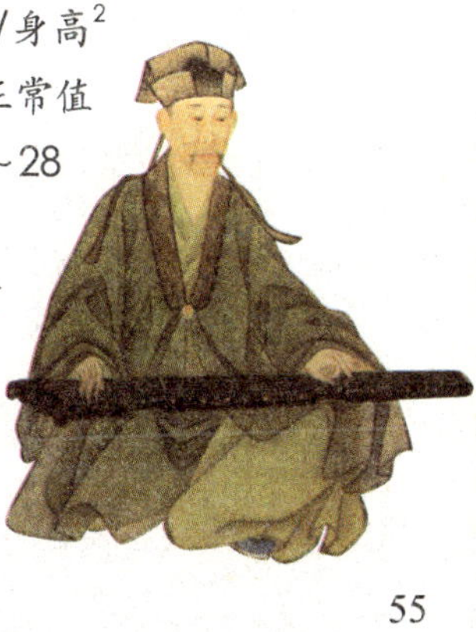

单纯性肥胖症可发生于任何年龄，以中年者居多。近年来，青少年的发病率呈逐年增长的趋势，女性发病率明显高于男性。

中医辨证分型

1	脾虚湿阻型	肥胖浮肿，疲乏无力，肢体困重，尿少，食欲缺乏，腹满。脉沉细，舌苔薄腻，舌质淡。
2	胃热湿阻型	头胀头晕，消谷善饥，肢重困楚怠惰，口渴喜饮。脉滑小数，舌苔腻微黄。
3	肝瘀气滞型	胸胁苦满，胃脘痞满，月经不调或闭经，失眠多梦。脉细弦，舌苔薄，舌质色暗。
4	脾肾两虚型	疲乏无力，腰酸腿软，阳痿阴冷。脉细无力，舌苔薄，舌质淡。
5	阴虚内热型	头昏、头胀、头痛，腰痛酸软，五心烦热。脉细数、微弦，舌苔薄，舌质尖红。

简易耳穴疗法

〔方法一〕主穴取胃、口、大肠、缘中、内分泌穴。随证配穴：脾胃俱旺者，配加肾上腺、三焦穴；脾胃俱虚者，配加脾、小肠穴；脾胃阳虚者，配加脾、肾穴。可左、右两耳交替施治，也可双耳同时治疗。可采用埋针法，也可采用耳穴压丸法，每次选2～4穴，耳穴皮肤常规消毒后，埋入经消毒的揿针，并用胶布固定，埋1周左右，夏季埋3～4日，10次为1个疗程。在餐前或感觉饥饿时，以手按压耳穴，以加强针感。

〔方法二〕主穴取肺、大肠、三焦、内分泌穴。随证配穴：过食者，配加外鼻穴；嗜睡者，配加皮质下、额穴；饮水多者，配加渴点（外鼻与屏尖连线中点）、肺、胃穴；尿少或下肢浮肿者，配加肾穴；便秘者，配加肝、脾穴；动则气急汗出者，配加脾、肾穴；臀腹部肥厚者，配加相应部位的耳穴。

耳穴压丸法：每次取单侧耳穴，两耳交替进行。每日在感觉饥饿时或饭前按压耳穴，每次每穴按压3分钟左右，以出现明显胀痛为度。每隔 3 日换对侧耳穴 1 次，5 次为 1 个疗程，疗程间相隔 5 日。

耳穴埋针法：每次选主穴 2 穴，配穴 1 穴，两耳同时埋针；或取主穴 3 穴，配穴 1 或 2 穴，单侧耳穴埋针。埋入后，每次保留 3 ~ 5 日，5 次为 1 个疗程，疗程间相隔 5 日。

〔方法三〕主穴取胃、肺、口、神门、三焦穴，配穴取内分泌、外鼻、小肠、大肠、胰胆穴，女性加内生殖器穴，采用耳穴贴压法，可抑制肥胖者食欲亢进，减少患者主食摄入量，BMI 减少。

〔方法四〕辨证取穴，取神门、交感、内分泌、三焦为主穴，脾虚湿阻配肺、脾穴，胃热湿阻配胃、结肠、小肠穴，肝郁气滞配肝、胆（胰）穴，脾肾两虚配结肠、直肠、肺穴，食欲亢进配口、外鼻、皮质下、胃穴。每次取单侧耳穴，两耳交替。采用耳穴压丸法。

〔方法五〕患者在饭前 15 ~ 20 分钟自己用食指和拇指依次施术。搓摩外鼻、皮质下、大肠、小肠穴，一手拿小镜子对照，一手将食指指端掌侧依次对准上述穴位，拇指掌侧置于耳背相应位置，上下搓摩 3 ~ 5 分钟。

单纯性肥胖症耳穴疗法图

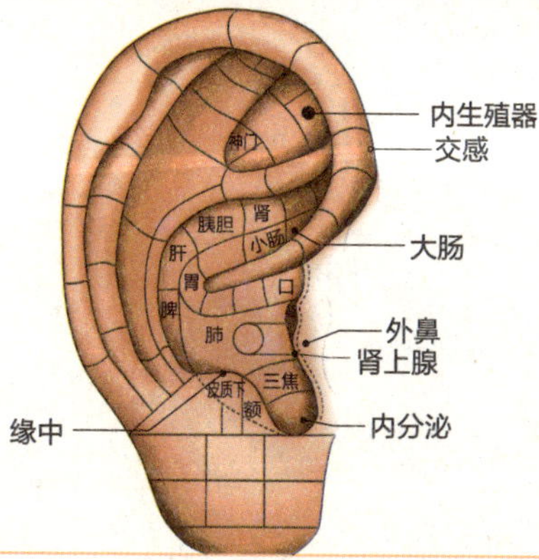

原发性高血压病

原发性高血压是指以体循环动脉压增高为特征的临床综合征。长期高血压可影响心、脑、肾等器官的功能，最终导致这些器官功能衰竭，它是最常见的心血管疾病。

高血压是指未接受抗高血压药物者其收缩压＞140mmHg和（或）舒张压＞90mmHg。

典型症状

〔初期〕大多起病缓慢、渐进，一般无特殊的临床表现。一般表现为头晕、头痛、颈项板紧、疲劳、心悸、耳鸣、眼花、健忘、失眠、烦闷、注意力不集中、四肢麻木等症状。

〔后期〕可有劳累性呼吸困难，阵发性夜间呼吸困难，或端坐呼吸，不能平卧，还可出现剧烈头痛、眩晕、恶心、呕吐，视物模糊，意识不清，一过性失明，失语或抽搐，称为高血压脑病。

中医辨证分型

1	肝阳上亢型	头痛头胀，眩晕耳鸣，面红赤，口苦心烦，舌红，脉弦有力。
2	阴虚阳亢型	除具有一般阳亢症状外，还有心跳，怔忡，失眠，健忘，脉弦细而数，舌苔黄，舌质绛红。
3	肝肾阴虚型	头晕目眩，腰酸腿软，五心烦热，失眠，耳鸣，舌质干红少苔或无苔，脉弦细。
4	阴阳两虚型	四肢不温伴乏力，腰酸，头痛，耳鸣，心悸，舌淡苔白，脉弦细。
5	痰湿壅盛型	头晕目眩，体胖，嗜睡，胸闷痰多，便溏，舌苔腻，脉滑。

耳诊一点通

〔耳穴望诊〕①耳垂部圆厚、肥大，并可见及耳褶征（褶皱纹）。②心、肝、肾等穴区多可见及阳性反应，有时耳背沟穴区也可见及阳性反应。阳性反应多呈点状红晕，或呈圆点状白色，边缘见及红晕；心穴区可见及圆形褶皱；肝穴区可见及小块状隆起。

〔耳穴触诊〕可在心穴区触及轻微不平，或在肝穴区触及小块状隆起，质地较硬。

〔耳穴压痛或电测法〕可在角窝上、心、肝、肾、枕、耳背沟等穴区，触压及或探及敏感点。

简易耳穴疗法

〔方法一〕取穴耳背沟（见P15）、角窝上、神门、心、肝、肾；头晕加枕；头痛加额。采用耳穴贴压王不留行子法，患者自行按压3～4次/天，每次按压以局部微热微痛为度，两耳交替贴压，4～6天换药1次，8周为1个疗程。

〔方法二〕耳尖行2～3次点刺放血。耳穴取神门、角窝上、耳背沟、肝、肾、心、枕、皮质下。每天自行按压耳穴3～5下，每次为5～8分钟。耳穴每星期调换1～2次，两耳交替进行。10次为1个疗程。

〔方法三〕主穴取耳尖、耳背沟、角窝上、心、额、皮质下、肝、交感穴；阴阳两虚型、肝肾阴虚型，配肾穴；头晕，配外耳、枕穴。耳尖、耳背沟刺血3～5滴，其余耳穴可采用压丸法或埋针法。

〔方法四〕辨证分型取穴：(1)肝火上亢型，取肝、肾、角窝上、耳轮结节穴；(2)阴虚阳亢型，取肾、交感、皮质下穴；(3)阴阳两虚型，取心、肾穴；(4)痰湿壅盛型，取脾、三焦穴。均配心、肝、肾穴。每次取单侧耳穴，两耳交替进行。将草决明用胶布贴敷于上述耳穴上，每日自行按压3～5次，每穴按压数十下，每周更换3次，10次为1个疗程，疗程间相隔10～15日。

高血压耳穴治疗注意事项

1. 耳穴疗法适宜初中期患者，不适宜已出现心、脑或肾并发症的患者，对这些患者耳穴疗法疗效较差且不稳定。

2. 有些疾病也可以导致血压升高，称为继发性高血压。继发性高血压首先是治疗原发疾病，才能有效地控制血压的升高，与原发性高血压的治疗不同，不宜使用耳穴疗法。

原发性高血压病耳穴疗法图

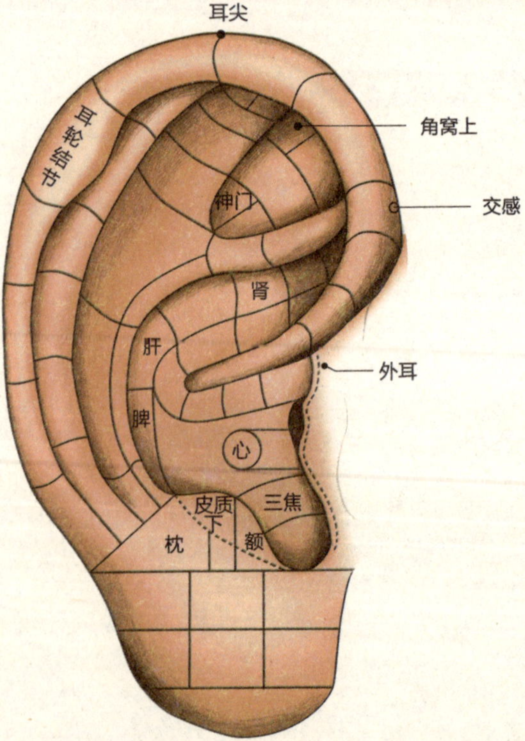

美尼尔氏综合征

美尼尔氏综合征又称迷路积水，是由于内耳的膜迷路发生积水，以致出现发作性眩晕、耳鸣、耳聋、头内胀痛症状的疾病。美尼尔氏综合征常见于中年人，初期多为单侧，随着病情的发展，9%～14%的患者可发展为双侧。

典型症状

〔眩晕〕往往无任何先兆而突然发作的剧烈的旋转性眩晕，常从睡梦中惊醒或于晨起时眩晕发作。发作时有恶心、呕吐、出冷汗、颜面苍白及血压下降等症候群。数小时或数天后，眩晕症状逐渐消失。

〔听力障碍〕听力为波动性感音性耳聋，在早期眩晕症状缓解后，听力可大部或完全恢复，可因多次反复发作而致全聋。

〔耳鸣〕为症状发作前的可能先兆，耳鸣为高音调，可能轻重不一，在发作前病人可能耳鸣加重，发作停止，耳鸣可逐渐消失。

〔同侧头及耳内闷胀感〕多数病人有此症状，或感到头重脚轻。

耳诊一点通

耳穴压痛或电测法：肾、内耳、枕等穴可呈阳性反应。

简易耳穴疗法

〔方法一〕主穴取耳尖、内耳、外耳、枕、三焦、肾、肝、胰胆。配穴：皮质下、神门。耳尖放血，其余耳穴埋针或压丸。

〔方法二〕主穴取肾、内耳、神门、枕、心。辅穴：皮质下、肝、肾上腺、交感。加减：恶心呕吐加胃；听觉障碍加外耳、肾。采用耳穴压丸法。

〔方法三〕主穴取枕、内耳、肝、肾、神门。呕吐严重者加胃、交感；耳鸣严重者加三焦；心烦易怒者加皮质下。采用耳穴压丸法，每天对各个穴位自行按压 5 次，每次 3 ~ 5 分钟。每隔 3 天换贴 1 次，双耳轮换，4 次为一个疗程。

〔方法四〕主穴取肝、肾、神门、枕、内耳、皮质下。呕吐加胃；失眠加失眠穴（耳轮脚后沟尾部与对耳轮后沟交界处）；头痛加额。采用耳穴压丸法，常规消毒耳郭，将氧化锌橡皮膏剪成 4 毫米见方大小，放上 1 粒饱满的王不留行子，对准上述穴位贴压。每日自行按压 3 ~ 5 次，每次按压 3 ~ 5 分钟，以耳郭灼热为度。5 天后换药 1 次。症状消失则停止治疗。一般治疗后当天即可见症状缓解，2 ~ 3 天后基本恢复正常。

〔方法五〕取皮质下、交感、神门、肝、肾、脾穴。用王不留行子贴压上述耳穴，每日贴一侧耳穴，1 天 1 换，双耳交叉贴压，7 天为 1 疗程。

美尼尔氏综合征耳穴疗法图

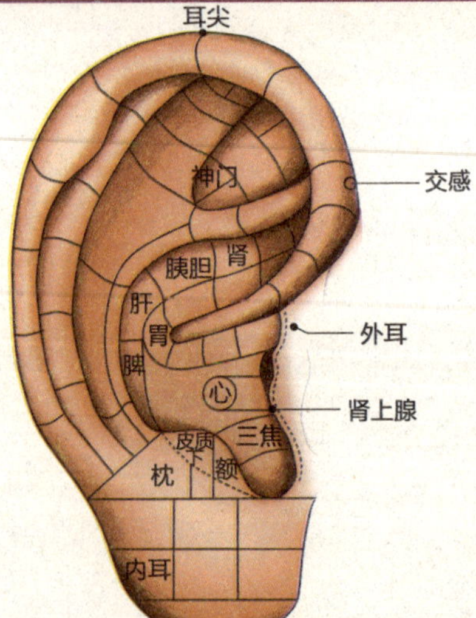

流行性感冒

流行性感冒简称流感，是由流感病毒引起的一种常见的急性呼吸道传染病，以冬春季多见，临床以高热、乏力、头痛、全身酸痛等全身中毒症状重而呼吸道卡他症状较轻为特征。流感病毒容易发生变异，传染性强，常引起流感的流行。

典型表现

典型流感起病急，潜伏期为数小时至 4 天，一般为 1 ~ 2 天；高热，体温可达 39 ~ 40℃，伴畏寒，一般持续 2 ~ 3 天；全身中毒症状重，如乏力、头痛、头晕、全身酸痛；持续时间长，体温正常后乏力等症状可持续 1 ~ 2 周；少数有恶心、呕吐、食欲不振、腹泻、腹痛等症状。

中医辨证分型

〔风寒型〕恶寒发热，头痛身重，鼻塞流清涕，伴有咳嗽气喘，无汗，或有项强，舌苔薄白，脉浮紧。

〔风热型〕发热无汗或有汗不畅，微恶风寒，头痛口渴，咳嗽咽痛，舌尖红，苔薄白或微黄，脉浮数。

〔暑湿型〕发热恶寒，头痛无汗，口渴面赤，胸闷不舒，甚则腹痛吐泻，舌苔白腻，脉浮而数。

〔风燥型〕恶寒无汗，头微痛，咳嗽痰稀，鼻塞咽干，苔白，脉浮弦。

耳诊一点通

〔耳穴望诊〕可感觉全耳有异常发热表现；神门穴区小血管呈凸起样改变。

〔耳郭压痛或电测法〕在神门、内鼻、咽喉、肺、气管等穴区，可触压及或探及敏感点。

简易耳穴疗法

〔方法一〕感冒穴（双）（对耳轮上脚上缘的微前方耳轮的边缘部）。风寒型感冒加肺、气管、内鼻、脾、胃等；风热型感冒加肺、内鼻、三焦等。以王不留行子耳压穴位贴敷，每日定时按压 3 ~ 5 次，每次 3 分钟。

〔方法二〕取肺、脾、内鼻、肾上腺、内分泌穴。先将穴区处用 75% 酒精脱脂棉球消毒，然后将贴有中药王不留行子的 0.5 厘米见方的医用胶布贴压于上述耳穴，在每个穴位上用手自行按压，每日 3 ~ 5 次，每次每穴 1 分钟左右，两耳交替取穴贴压，3 ~ 4 天更换 1 次。

〔方法三〕取肺、气管、内鼻、耳尖、胃、脾、三焦穴。采用王不留行子贴压耳穴，每日按揉 3 次，每次约 3 分钟，每周更换 2 次，3 次为 1 个疗程。

〔方法四〕主穴取肺、内鼻、肾上腺穴，配穴取气管、耳尖、对屏尖、脾、胃、大肠穴。施以耳穴埋针法、耳穴压丸法治疗均可。每日治疗 1 次，两耳交替进行。

〔方法五〕主穴取肺、肾上腺、神门、内鼻穴。随症配穴：发热者，配加耳尖穴、对屏尖穴放血；全身酸痛乏力者，配加肾、皮质下穴；咽痛声嘶者，配加咽喉穴；咳嗽者，配加气管穴；腹泻者，配加脾穴。可采用耳穴压丸法进行治疗。

〔方法六〕取肺、大肠、咽喉、气管、支气管、肾上腺穴。常规消毒耳郭皮肤后，将粘有王不留行子的胶布贴在耳穴上，采用双侧耳穴贴压，均保留 2 天，3 次为 1 个疗程。用手指轻按压至耳部发热即可。

〔方法七〕耳穴按摩。①主穴：支气管、肺、外鼻、肾上腺、感冒。配穴：咽喉、皮质下、神门。用双手食指、拇指指端着力相对捏揉或掐揉两耳主穴和配穴；或用火柴棒头分别按压两耳主穴和配穴。手法用力轻重兼施，以偏重为佳，但要防止伤及耳部皮肤。②揉按内鼻、肾上腺、肺。右手持按摩棒，对准穴位，左手扶持耳郭，顺时针揉按，每穴 1 ~ 2分钟，每日 1 ~ 2次。

③搓摩神门、气管、额穴。右手食指指腹依次对准神门、气管穴。拇指指腹置于耳背相应位置进行前后搓摩，然后拇指指腹对准额穴，食指指腹置于耳背相对部位进行左右搓摩，每次 5 ~ 10 分钟，每日 1 ~ 2 次。

流行性感冒耳穴疗法图

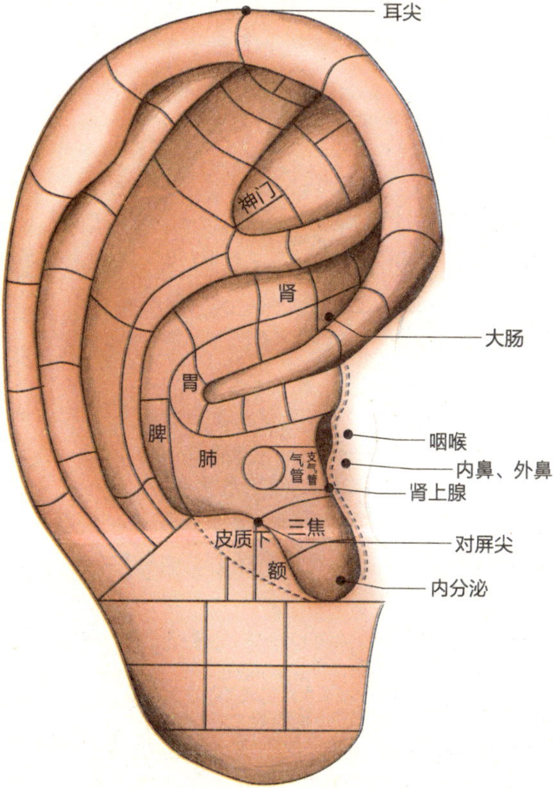

颈椎病

颈椎病又称颈椎综合征，是颈椎骨关节炎、增生性颈椎炎、颈神经根综合征、颈椎间盘突出症的总称，是以退行性病理改变为基础的疾患。是由于颈椎长期劳损、骨质增生，或椎间盘脱出、韧带增厚，致使颈椎脊髓、神经根或椎动脉受压，出现一系列功能障碍的临床综合征。

根据受损组织和结构的不同，颈椎病分为颈肌型、神经根型、椎动脉型、交感神经型、脊髓型五类。

典型症状

〔颈肌型〕颈肩肌群软组织损伤、气血郁滞。主要表现为颈部强直、疼痛，或整个肩背疼痛发僵；点头、仰头及转头活动受限；也可出现头晕的症状。

〔神经根型〕椎间孔变窄致颈脊神经受压、多见于 4 ～ 7 颈椎。早期症状为颈痛和颈部发僵；上肢放射性疼痛或麻木，此疼痛和麻木沿着受压神经根的走向和支配区放射；患侧上肢感觉沉重、握力减退，有时出现持物坠落。

〔椎动脉型〕由于骨刺、血管变异或病变导致供血不足。主要表现为发作性眩晕，复视伴有眼震。有时伴随恶心、呕吐、耳鸣或听力下降。这些症状与颈部位置改变有关。下肢突然无力猝倒，但是意识清醒，多在头颈处于某一位置时发生；偶有肢体麻木、感觉异常。

〔交感神经型〕各种颈部病变激惹了神经根、关节囊或项韧带上的交感神经末梢。主要表现为头晕、头痛、睡眠差、记忆力减退、注意力不易集中；眼胀、视物不清；耳鸣、耳堵、听力下降；鼻塞、“过敏性鼻炎”，咽部异物感、口干、声带疲劳等；

恶心甚至呕吐、腹胀、腹泻、消化不良、嗳气等；心悸、胸闷、心率变化、心律失常、血压变化等；面部或某一肢体多汗、无汗，畏寒或发热。

〔脊髓型〕 颈部病变导致脊髓受压、炎症、水肿等。主要表现为下肢麻木、沉重，行走困难，双脚有踩棉感；上肢麻木、疼痛，双手无力、不灵活，写字、系扣、持筷等精细动作难以完成，持物易落；躯干部出现感觉异常，患者常在胸部、腹部或双下肢有如皮带样的捆绑感。

中医辨证分型

〔寒湿阻络型〕 常见于颈椎病颈型和神经根型。头痛或后枕部疼痛，颈僵，转侧不利，一侧或两侧肩臂及手指酸胀痛麻；或头痛牵扯至上背痛，肌肤冷湿，畏寒喜热，颈椎旁可触及软组织肿胀结节。舌淡红，苔薄白，脉细弦。

〔气血两虚夹瘀型〕 常见于椎动脉型颈椎病。头昏，眩晕，视物模糊或视物目痛，身软乏力，食欲缺乏，颈部酸痛，或双肩疼痛。舌淡红或淡胖，边有齿痕。苔薄白而润。脉沉细无力。

〔气阴两虚夹瘀型〕 常见于椎动脉型和交感神经型颈椎病。眩晕反复发作，甚者一日数十次，即使卧床亦视物旋转，伴恶心，呕吐，身软乏力，行走失稳，或心悸，气短，烦躁易怒，咽干口苦，眠差多梦等。舌红，苔薄白或微黄而干，或舌面光剥无苔，舌下静脉胀大。脉沉细而数，或弦数。

〔脾肾阳虚夹瘀型〕 常见于脊髓型颈椎病手术后遗症或久治不愈者。四肢不完全瘫（痉挛性瘫痪或软瘫），大小便失禁，畏寒喜暖，饮食正常或食欲缺乏。舌淡红，苔薄白或微腻，脉沉细弦，或沉细弱。

〔气血瘀滞型〕 眩晕、头痛，或向手臂放射，精神抑郁，紧张时加重，舌暗，苔薄白，脉弦而涩，或沉细涩。

〔肝肾不足型〕 眩晕，视物模糊，耳鸣耳聋，劳累后加重，腰膝酸软，下肢无力，舌嫩，苔薄，脉沉细无力。

耳诊一点通

〔耳穴望诊、触诊〕颈椎穴有结节状或条索状阳性反应物。对耳轮下 1/3 出现阶梯形凹凸不平，皮肤皱纹粗糙暗红。

〔耳穴压痛及电测法〕颈椎穴压痛，可探及阳性敏感点。

简易耳穴疗法

〔方法一〕主穴取颈椎、肾、肝、脾、神门、皮质下穴。头痛加枕、额，肩臂痛加锁骨、肩、肘，眩晕加内耳、枕。将胶布剪成长宽各 0.5 厘米的块，把药豆子放于胶布上，对准所选耳穴，贴压在敏感点上，中年体壮患者施以对压法或直压法，年老体弱者及耳穴敏感者施以轻揉按摩法。每穴按 27 转，使患者产生酸、麻、胀、痛、热的感觉，每日自行按压一侧耳穴，两耳交替，10 次为 1 个疗程。

〔方法二〕取颈椎、神门、肾、内分泌、肝、耳轮结节穴。治疗前先用 75% 酒精棉球常规消毒耳穴位皮肤，将 6 毫米见方带有王不留行子的胶布贴压在耳穴上，每周 2 次，双侧贴压。每日按压 3 次，每次 5 分钟左右，2 个月为 1 个疗程。

〔方法三〕主穴取颈、颈椎、肾。配穴：颈型配枕、肩，神经根型配指、肘，椎动脉型配脑干、额，交感型配交感、颞，脊髓型配上下肢相应穴位。临床上又据辨证选配穴，并常选用神门、皮质下以消炎、镇静、止痛。拭净耳郭后，将王不留行子用 0.6 厘米见方的小方块胶布固定贴压在选配耳穴上，即压痛点上。每日按压 3 ~ 4 次，同时配合颈部活动。一个疗程 12 次，隔日 1 次，共 2 个疗程。2 个疗程之间休息 4 ~ 5 天。

〔方法四〕取神门、交感、颈椎、皮质下、眼等穴，如兼有其他疾病配加其他穴。肥胖者加内分泌、胃穴等；兼高血压加耳背沟；兼心脏病加心穴等。将王不留行子 1 粒固定于 0.5 厘米见方的胶布上，贴于相应耳穴上，并稍加按压。每个穴按压 1 ~ 3 分钟，每天 4 次。3 天换药 1 次，每次贴 1 耳，双耳交替，10 次为 1 个疗程。如症状发作频繁，随时按压穴位，以加强疗效。

〔方法五〕主穴：颈椎、颈、肾、肝。配穴：神经根型加神门、肾上腺、肩；椎动脉型加心、枕；交感型加交感；脊髓型加脾及肢体相应部位。取所有的主穴及相应配穴，用探棒在所选区找出敏感点，常规消毒后用胶布将王不留行子固定于敏感点上。每日按压 5 ~ 6 次，每次按压 15 ~ 20 次，一次贴压单侧耳穴，3 ~ 4 日换贴对侧，两侧耳穴交替使用。10 次为 1 个疗程，疗程间休息 2 ~ 5 日。

颈椎病耳穴疗法图

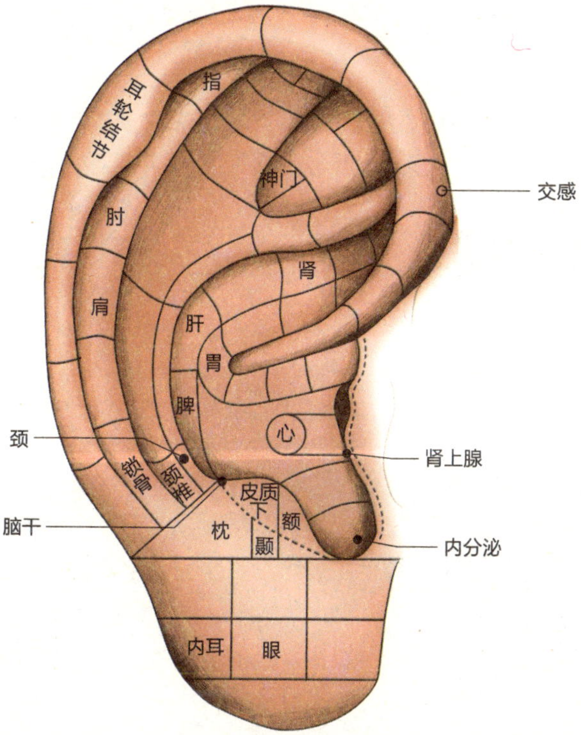

肩关节周围炎

肩关节周围炎是一种肩关节囊及其周围韧带、肌腱和滑囊的退行性变和慢性非特异性炎症，简称“肩周炎”。是以肩关节疼痛、活动受限为主要特征的慢性疾患。

典型症状

〔肩部疼痛〕开始时较轻，以后逐渐加重，昼轻夜重，不能睡卧于患侧。疼痛可向颈、耳、肩胛、前臂和手放射，严重时患肢不能梳头、洗脸和扣腰带。

〔肩部活动受限〕以上臂外展、外旋、后伸动作受限为明显。肩部肿胀不明显。肩前、肩后、肩峰下三角肌止点处有压痛，以结节间沟处为明显。可见三角肌萎缩。

耳诊一点通

〔耳穴望诊〕肩穴区常可见阳性反应。常呈点状或片状红晕，且有光泽；或呈点状白色，边缘有红晕；或呈暗红色；或血管呈怒张改变；或呈海星状改变。

〔耳穴触诊〕在肩穴区可触及小结节或条索状阳性反应物且质地较硬。

〔耳穴压痛及电测法〕在肩、锁骨、肘、肾、肝、脾、神门、皮质下等穴区，可触压及或探及敏感点。

简易耳穴疗法

〔方法一〕主穴：肩、神门、肾上腺穴。配穴：肾、脾、肝、耳尖、皮质下、内分泌穴。每次取单侧耳穴，两耳交替进行，在敏感点贴压王不留行子。每隔 3 ~ 5 日换贴另一侧耳穴，每日自行按压耳穴 4 ~ 5 次，且不断活动肩关节。

〔方法二〕主穴：肩、锁骨、神门、肾上腺、内分泌。配穴：病久有肌肉萎缩者加肝、脾。取主穴及配穴用王不留行子贴压并以小胶布块固定，每次取一侧耳穴，左右耳交替，2～3天一换，10次为1个疗程。每日可对压或直压局部，产生发热、酸胀、放散的感觉。

肩关节周围炎耳穴疗法图

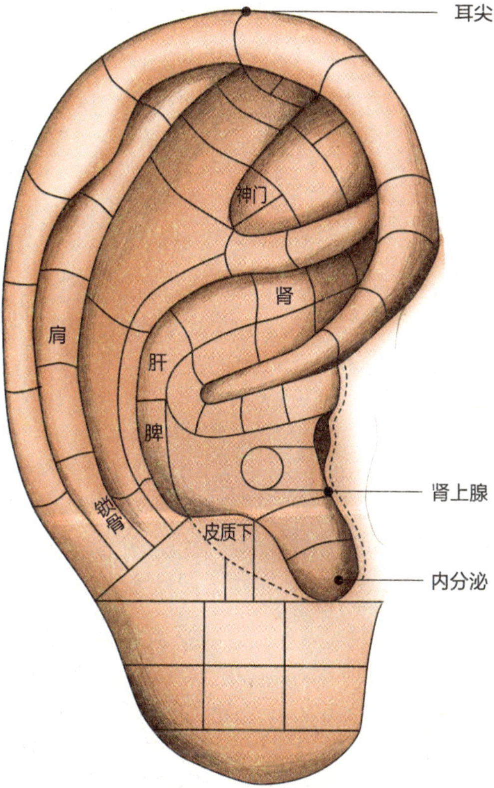

痛经

痛经是指女性在经期及其前后，出现小腹或腰部疼痛，甚至痛及腰骶。每随月经周期而发，严重者可伴恶心呕吐、冷汗淋漓、手足厥冷，甚至昏厥，给工作及生活带来影响。目前临床上一般分为原发性痛经和继发性痛经两种。

〔原发性痛经〕多指生殖器官无明显病变者，故又称功能性痛经，多见于青春期少女、未婚及已婚未育者。此种痛经在正常分娩后疼痛多可缓解或消失。

〔继发性痛经〕多因生殖器官有器质性病变引起，如子宫内膜异位症、子宫腺肌瘤等。

典型症状

原发性痛经常发生于有排卵月经，因此在初潮后 1 ～ 2 年无症状或仅有轻度不适。严重的痉挛性疼痛多发生于初潮 1 ～ 2 年后的女性。

痛经大多开始于月经来潮或在阴道出血前数小时，常为痉挛性绞痛，历时 1/2 ～ 2 小时。在剧烈腹痛发作后转为中等阵发性疼痛，持续 12 ～ 24 小时。经血外流通畅后逐渐消失，也有的需卧床 2 ～ 3 天。

中医辨证分型

〔气滞血瘀型〕经前或经期小腹胀痛，经行量少，淋沥不畅，经血色紫暗有块，或呈腐肉片样物，块下疼痛减轻，胸胁乳房作胀，舌质紫暗，或有瘀斑，脉沉弦。

〔寒湿凝滞型〕经前或经期小腹冷痛或绞痛，腹痛拒按且得热痛缓，经行量少，色暗有血块，畏寒便溏，舌苔白腻，脉沉紧。

〔气血虚弱型〕经期或经后小腹绵绵作痛，腹部有下坠感，按之痛减，经量少，色淡，质地清稀，面色苍白，精神倦怠，舌淡苔薄，脉虚细。

〔肝肾亏虚型〕经后小腹隐痛，经来色淡，腰酸，头晕耳鸣，舌质淡红，苔薄，脉沉细。

耳诊一点通

〔耳穴望诊〕在内生殖器穴区多可见及阳性反应，阳性反应常呈点状或小片状红晕；或在盆腔穴区、三角窝区域可见及毛细血管呈网状扩张；内分泌穴区亦可见及小点状红晕。

〔耳穴触诊〕在内生殖器、内分泌等穴区可触及粗糙不平。

〔耳穴压痛法或电测法〕在内生殖器、内分泌、肝、肾、盆腔等穴区，可触压及或探及敏感点。

简易耳穴疗法

〔方法一〕主穴取内生殖器、内分泌、神门、艇角穴；配穴取皮质下、交感、肝、肾穴。

耳穴压丸法：每次主穴均取，再根据临床证型配 2 ~ 3 穴。每次选单侧耳穴，两耳交替进行。先探寻敏感点，然后用王不留行子等对准敏感点贴压。虚证患者施以轻柔按摩补法，实证患者施以对压泻法。每日按压 3 ~ 4 次。以耳穴发热、发痛为佳。每 2 ~ 3 日换压 1 次。于月经前 1 周左右开始治疗，一直治疗至月经干净为止。

耳穴埋针法：每次选单侧耳穴，两耳交替进行。于敏感点埋入揿针，用胶布固定。并每日自行按压埋针 3 ~ 4 次，阵发性腹痛时则随时按压，直至耳郭充血为止。每隔 3 ~ 5 日换埋 1 次。于经期前 1 周开始治疗，直至月经干净为止。

〔方法二〕取双侧内分泌、内生殖器、神门、肾、肝等穴，施以耳穴贴压法，将王不留行子用胶布粘贴于所选的耳穴上，贴压 12 ~ 24 小时，痛甚时按压耳穴数次。

〔方法三〕主穴取内生殖器、皮质下穴；配穴取肝、脾、肾、胃穴。每次主穴均取，配穴选 1 或 2 穴。施以耳穴贴压法，采用王不留行子粘贴所取耳穴，并每日自行按压 5 次，每次施治 1 分钟，每隔 6 日更换 1 次。

〔方法四〕辨证分型取穴治疗痛经。①寒湿凝滞型者，主穴取内生殖器、内分泌、缘中、皮质下穴；配穴取交感、神门穴。②气滞血瘀型者，主穴取内生殖器、缘中、皮质下穴；配穴取脾、肝穴。③气血两亏型者，主穴取内生殖器、肾、肝、内分泌穴；配穴取交感、神门穴。均施以耳穴贴压法，采用王不留行子贴压。

痛经耳穴疗法图

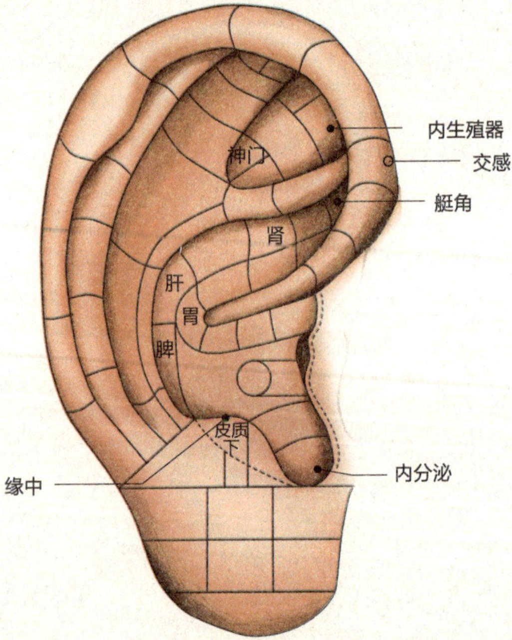

更年期综合征

更年期综合征是由雌激素水平下降而引起的一系列症状。更年期妇女由于卵巢功能减退，垂体功能亢进，分泌过多的促性腺激素，引起自主神经功能紊乱，从而出现一系列程度不同的症状，如月经变化、面色潮红、心悸、失眠、乏力、抑郁、多虑、情绪不稳定，易激动、注意力难以集中等。

典型症状

〔与内分泌系统失调有关的症状〕月经紊乱；内、外生殖器官萎缩，外阴、阴道膜失去弹性，分泌物减少；性器官和第二性征退化，性欲减退；盆腔软组织、尿道括约肌松弛，部分患者出现子宫脱垂、尿失禁等症状。

〔精神、神经症状〕情绪大多不稳定，易激动、紧张，有时忧虑、多愁、多疑、好哭，常有失眠、疲劳、记忆力减退、注意力不集中等症状。

〔心血管症状〕阵发性潮热，为临床典型症状。患者可突然感到发热，如潮水般向颈、脸部扩张，面部发红，然后出汗、畏寒，有时可扩散到背脊及全身，持续几秒至数分钟。轻者一日发作数次，重者可达数十次，夜间亦常有发作，忽冷忽热。潮热时可伴有头痛、头晕、胸闷、气短等症状。

〔骨质疏松〕骨质疏松是绝经后最严重的并发症。骨质丧失而骨化学成分并无改变。由于骨质丧失，极易发生骨折。

中医辨证分型

〔肝肾阴虚型〕头晕耳鸣，心烦易怒，阵阵烘热，汗出，兼有心悸少寐，健忘，五心烦热，腰膝酸软，月经周期紊乱，经量或多或少或淋沥不断，色鲜红。舌红苔少，脉弦细数。

〔心肾不交型〕心悸，怔忡，虚烦不寐，健忘多梦，恐怖易惊，咽干，潮热盗汗，腰酸腿软，小便短赤。

〔肝气郁结型〕情志抑郁，胁痛，乳房胀痛或周身刺痛，口干口苦，喜叹息，月经或前或后，经行不畅，小腹胀痛，悲伤欲哭，多疑多虑，尿短色赤，大便干结。

〔脾肾阳虚型〕月经紊乱，量多色淡，形寒肢冷，倦怠乏力，面色晦暗，面部浮肿，腰酸膝冷，腹满，食欲缺乏，大便溏薄。舌质嫩，苔薄白，脉沉弱。

〔肾阴阳俱虚型〕颧红唇赤，虚烦少寐，潮热盗汗，头昏目眩，耳鸣心悸，敏感易怒，形寒肢冷，腰膝酸软，月经闭止，性欲减退。舌质淡，脉沉无力。

耳诊一点通

〔耳穴望诊〕内分泌穴区域可见小结节；在肾、内分泌、内生殖器穴区可见褶皱，呈暗红色。

〔耳穴触诊〕可在内分泌、内生殖器穴区触及小结节或隆起状，质软或凹陷不平。

〔耳穴压痛或电测法〕在内生殖器、内分泌、艇角、交感等穴区可触压及或探及敏感点。

简易耳穴疗法

〔方法一〕主穴取子宫、内分泌、皮质下、肝、肾；配穴取神门、心、耳背沟穴。可双耳同时治疗或双耳交替使用。采用耳穴压丸法。每日 1 次，10 ~ 20 次为 1 个疗程，疗程间休息 2 日。心慌、心悸者可加用心穴；高血压可加用耳背沟穴。

〔方法二〕主穴取内生殖器、内分泌、肾、肝、缘中、皮质下穴。随证配穴：情绪激动型失眠者，配加神门、心穴；心慌、心跳者，配加心、小肠穴；精神不集中者，配加额穴；血压高者，配加耳背沟穴；面部潮红、多汗者，配加交感、面颊、肺穴；烦躁不安者，配加耳尖穴放血。采用压丸法、埋针法、贴磁法施治均可。每周 2 次，10 次为 1 个疗程，每个疗程间相隔 1 周，需坚持治疗 2 个月以上。

〔方法三〕取内生殖器、皮质下、内分泌、肾穴，每次选 2 ~ 3 穴，采用耳穴压丸法或揿针埋针法。

更年期综合征耳穴疗法图

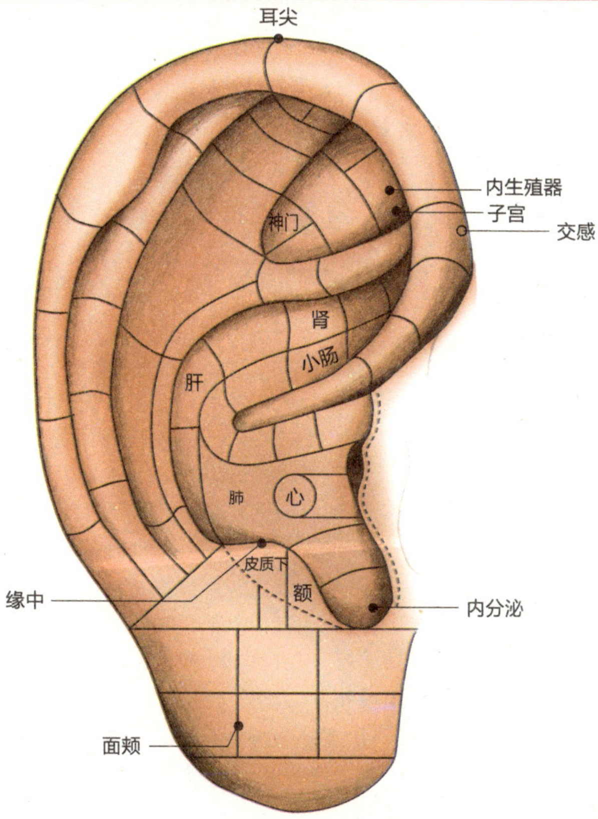

乳腺囊性增生症

本病是妇女常见、多发病之一，多见于25～45岁女性，其本质上是一种生理增生与复旧不全造成的乳腺正常结构的紊乱。在我国，囊性改变少见，多以腺体增生为主，故多称“乳腺增生症”。世界卫生组织（WHO）统称其为“良性乳腺结构不良”。本病恶变的危险性较正常妇女增加2～4倍。

本病病因尚不十分明确。目前多认为与内分泌失调及精神因素有关。黄体素分泌减少，雌激素相对增多。主要为乳腺间质的良性增生，增生可发生于腺管周围并伴有大小不等的囊肿形成；也可发生在腺管内而表现为上皮的乳头样增生，伴乳管囊性扩张。此外，尚有一种小叶实质增生的类型。

典型症状

〔乳房疼痛〕常为胀痛或刺痛，可累及一侧或两侧乳房，以一侧偏重多见，疼痛严重者不可触碰，甚至影响日常生活及工作。疼痛以乳房肿块处为主，亦可向患侧腋窝、胸胁或肩背部放射；有些则表现为乳头疼痛或痒。乳房疼痛常于月经前数天出现或加重，行经后疼痛明显减轻或消失，疼痛亦可随情绪变化而波动。

〔乳房肿块〕肿块可发于单侧或双侧乳房内，单个或多个，好发于乳房外上象限，亦可见于其他象限。肿块形状有片块状、结节状、条索状、颗粒状等，其中以片块状为多见。肿块边界不明显，质地中等或稍硬韧，活动好，与周围组织无粘连，常有触痛。肿块大小不一，小者如粟粒大，大者可达3～4厘米。

〔乳头溢液〕少数患者可出现乳头溢液，为自发溢液，草黄色或棕色浆液性溢液。

〔月经失调〕 本病患者可兼见月经前后不定期，量少或色淡，可伴痛经。

〔情志改变〕 患者常感情志不畅或心烦易怒，每遇生气、精神紧张或劳累后加重。

中医辨证分型

〔肝郁气滞型〕 常见于青春期或病程较短者。患者忧郁寡欢，心烦易躁，两侧乳房胀痛，可扪及肿块，其肿块常随情志波动而消长。每于经前乳头、乳房胀痛更甚，经后可有所缓解，兼有两胁胀闷，少气懒言，善叹息，嗳气频作。舌质淡，苔薄白，脉弦细。

〔阴虚火旺型〕 患者多表现为形体消瘦，乳房肿块多个，胀痛且伴烧灼感，同时可见头晕耳鸣，午后潮热，精神不振，虚烦不寐，激动易怒，口干或口苦，经期紊乱，小便短少，大便干秘。舌质红，苔少，脉细数。

〔冲任不调型〕 多见于绝经期妇女。乳房胀痛或隐痛，乳房内结块大小及疼痛等症状常于经前明显加重，经后显著减轻。常伴面色少华，腰酸膝软，精神疲惫，夜寐不酣，月经紊乱，量少色淡，甚或经闭。舌淡苔白，脉细弱。

〔痰瘀凝滞型〕 病程较长，患者乳房结块经久难消，胀痛或刺痛，触之肿块质地较硬，活动度较差。患者平时痰多，质黏稠，烦躁易怒，失眠多梦，情绪波动时症状加重，经行量少，色暗，兼有血块，经行腹痛。舌质暗红或有瘀点，脉细涩。

耳诊一点通

〔耳穴望诊〕 ①胸椎穴区两侧周围处，常可见白点，且其白点边缘处，常可见红晕或暗灰色。②胸椎穴区两侧周围处，或可见条索状或结节状隆起。

〔耳穴触诊〕 在胸椎穴区可触及小结节。

〔耳穴压痛及电测法〕 在胸椎穴区，可触压及或探及敏感点。

简易耳穴疗法

〔方法一〕取胸椎、内分泌、胃、心、神门、肝、脾等耳穴，施以耳穴贴压法，采用王不留行子用胶布贴压耳穴。粘贴后，每日自行按压 5 次，3 日后换贴对侧耳穴。

〔方法二〕取胸椎、内分泌、肝、神门穴。采用压丸法、埋针法治疗均可。病变位于单侧者，可双耳交替取穴；双侧病变者，两耳同时取穴。可在每次月经前 10 日开始治疗，至月经来潮时停止。治疗 3 ~ 6 个月经周期为 1 个疗程。

乳腺囊性增生症耳穴疗法图

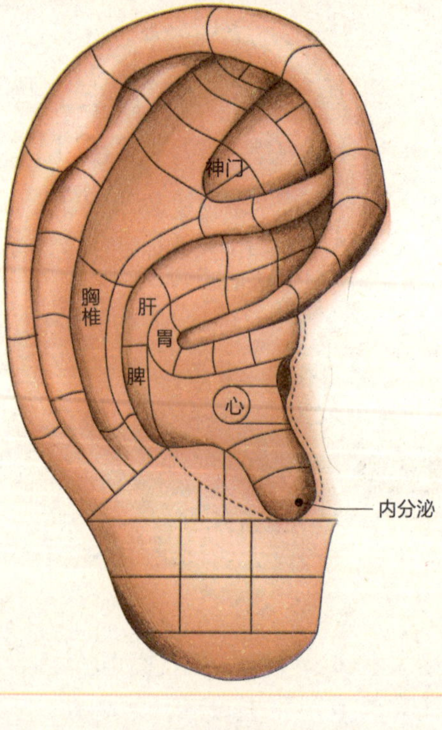

遗尿症

遗尿症俗称尿床，通常指小儿在熟睡时不自主地排尿。一般至4岁时仅20%有遗尿，10岁时5%有遗尿，有少数患者遗尿症状持续到成年期。没有明显尿路或神经系统器质性病变者称为原发性遗尿，占70%～80%。继发于下尿路梗阻（如尿道瓣膜）、膀胱炎、神经源性膀胱（神经病变引起的排尿功能障碍）等疾病患者称为继发性遗尿，患儿除夜间尿床外，日间常有尿频、尿急或排尿困难、尿流细等症状。

病因与多种因素有关，如遗传；大脑、脑干的功能发育延迟，对脊髓初级排尿中枢的控制能力弱或脊髓及各神经传导通路障碍等，致膀胱及尿道控制失约；膀胱功能发育延迟，不能完全行使自主控制能力而出现储尿期的无抑制性收缩，使膀胱容量小、敏感性高、顺应性差；膀胱充盈期和收缩期感知能力不高，对大脑皮质的刺激强度低于睡眠觉醒阈值；膀胱压力感受器功能异常，不能提供预警信息等，使之未醒先尿；尿道的关闭功能不全，即不稳定尿道引起遗尿；尿道畸形如先天性狭窄等；睡眠觉醒功能障碍；抗利尿激素（ADH）分泌减少；突发精神刺激，如恐惧、惊吓、暴怒、悲伤、强大的心理压抑、意识错乱等均可引起遗尿。

中医辨证分型

〔脾肺气虚型〕睡中遗尿不自知，白天小便频而量少，一经劳累，尿床次数增加，面白气短，食欲不振，大便易溏，脉多细而无力，舌淡苔白。

〔下元虚寒型〕睡中遗尿，醒后方知，每夜或数夜一次，甚至一夜数次，面色苍白，精神疲乏，或肢冷畏寒，智力迟钝，白天小便亦多，脉沉细，舌淡。

〔肝经湿热型〕睡中遗尿，尿色深，尿味臊臭，急躁易怒，或夜间梦语齘齿，舌红苔黄，脉弦数。

耳诊一点通

〔耳穴望诊〕在肾、膀胱或肝穴区，多可见阳性反应。①肾气不足型者，在肾、膀胱穴区，可见点、片状白色或暗灰色。②肝经湿热型者，在肝穴区可见点状红晕，且有光泽。

〔耳穴触诊〕肾气不足型者，在肾穴区可触及轻度凹陷。

〔耳穴压痛或电测法〕在肾、膀胱，或肝、胰胆、神门等穴区，可触压及或探及敏感点。

简易耳穴疗法

〔方法一〕取肾、膀胱、脾、肺、缘中、皮质下、耳中、额、腰骶椎穴。伴有尿路感染者加内分泌穴，尿频者加尿道穴。常规消毒后，将粘有黄精子药粒的小胶布块置于选好的耳穴上，进行按压，使患者有酸、麻、痛或发热感。两侧耳穴同时贴压。每日按压耳穴 5 ~ 6 次。5 天更换 1 次，5 次为 1 个疗程。

〔方法二〕取肾、膀胱、尿道、缘中、皮质下、内分泌（均双取）耳部穴位，用 75% 酒精消毒，在小方块胶布中央放 1 粒饱满的王不留行子，将之贴于选好的穴位上，再用手指紧捏压实。每天按压 2 ~ 3 次，每次按压 3 ~ 4 下即可，按压时要有酸痛感，一般 3 天换贴 1 次。

〔方法三〕取心、肾、膀胱、皮质下、腰骶椎、缘中穴，每次选 4 ~ 5 穴。每次取单侧耳穴，两耳交替进行。采用王不留行子贴压，以耳部出现烘热、胀痛为度。每日自行按压数次，每 3 日更换 1 次，10 次为 1 个疗程。

〔方法四〕治疗小儿遗尿症，主穴取肾、心、膀胱、皮质下、腰骶椎、缘中穴。随症配穴：食欲不振者，配加脾穴；尿路感染者，配加内分泌穴；尿频者，配加尿道穴。因睡眠过深、大脑自控功能失调者，配加耳尖穴。施以耳穴贴压法。将王不留行子用胶布粘贴于所取的耳穴上，并用手指按压，以使患者感觉酸、热、胀、痛。两耳交替贴压，每隔 5 日更换 1 次，4 次为 1 个疗程。

〔方法五〕取穴：肾、膀胱、脾、缘中。用约 7 毫米见方的方形胶布，将王不留行子置胶布中心，对准耳穴贴紧，两耳交替，3 ~ 7 天更换一次，四次为 1 个疗程。适宜肺脾气虚型及下元虚寒型遗尿症。

遗尿症耳穴疗法图

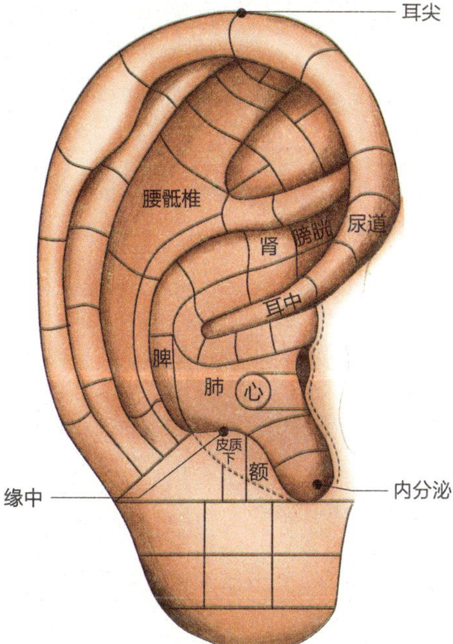

寻常性痤疮

寻常性痤疮是青春期常见的一种慢性毛囊皮脂腺炎症，因皮脂腺管与毛孔的阻塞，致使皮脂外流不畅所致。其好发于颜面部，有丘疹、黑头粉刺、脓疱、结节、囊肿及瘢痕等多种损害，常伴有皮脂溢出。俗称“粉刺”“青春痘”。青春期过后，大多可自愈或减轻。

一般认为发病原因是由于内分泌失调，雄激素分泌增加，使皮脂腺肥大，皮脂分泌亢进和毛囊皮脂腺导管角化栓塞，皮脂淤积于毛囊内而形成脂栓。毛囊内的粉刺棒状杆菌产生溶脂酶，分解皮脂中的甘油三酯，产生游离脂肪酸，侵蚀和破坏毛囊壁，刺激真皮，引起毛囊及毛囊周围发炎。

典型表现

皮损多在青春期发病，女性发病年龄常较男性要早，可在月经初潮前半年至一年。损害主要发生于面部，尤其是前额、双颊部、颏部，其次是胸部、背部及肩部。初起为粉刺，有白头粉刺与黑头粉刺两种，内含角质素及皮脂。白头粉刺为皮色丘疹，大头针针头大小，毛囊开口不明显，不易挤出脂栓。黑头粉刺，丘疹中央为明显扩大的毛孔，脂栓阻塞于毛囊口，较易挤出黄白色脂栓。

粉刺可发展为炎性丘疹、脓丘疹或脓疱、结节及囊肿等。炎性丘疹一般为米粒至绿豆大小，有的因炎症较重或人为的抠剥，继发化脓感染，中心有脓头成为脓丘疹或脓疱。结节呈紫红或暗红色，可高出皮面呈半球形，也可能位置较深，表面看不到但用手可以触摸到，以后可逐渐吸收。囊肿呈正常皮色或暗红色，呈半球形高出皮面，触之有波动感。结节性痤疮及囊肿性痤疮多见于男性，不易消退。当继发细菌感染时皮损红肿，有明显压痛。愈后遗留萎缩性或增生性的瘢痕。临床上常数种损害同时存在，并以其中一两种为主。

耳诊一点通

〔耳穴望诊〕在肺、大肠、内分泌穴区、耳垂部可见脱屑。脓丘疹时上述耳穴区可发红色。

〔耳穴压痛法或电测法〕在肺、大肠、胃、内分泌、内生殖器、面颊、额、口等穴区，可触压及或探及敏感点。

简易耳穴疗法

〔方法一〕主穴取肺、肾、胃、内分泌、皮质下穴。随症配穴：有脓疱者，配加心穴；皮脂溢出较重者，配加脾穴；大便秘结者，配加大肠穴；痛经或月经不调者，配加肝、内生殖器穴；痤疮集中在面颊或额部者，配加相应部位。①可采用耳穴压丸或埋针法：每次取单侧耳穴，两耳轮换交替使用。相隔 5 日换用另一侧耳穴，6 次为 1 个疗程，疗程间相隔 6 日。②耳穴放血法：以取肺、内分泌、神门、皮质下、耳背沟，每次任选 1 对耳穴，采用三棱针点刺放血 3 ~ 5 滴。隔日施治 1 次，5 ~ 10 次为 1 个疗程，待症状得到控制后，可每周放血 1 次，共观察治疗 3 个月。

〔方法二〕主穴取肺、内生殖器、内分泌、耳尖、面颊或额穴。配穴取心、胃、脾、皮质下、肾上腺、大肠、神门穴。一般每次取单侧耳穴，左右两耳轮换交替使用，每隔 2 日施治 1 次。亦可双耳同时治疗，每周施治 2 次。首选耳尖穴及相应部位点刺放血，并在相应部位耳背后压丸，以加强刺激。主穴选 2 ~ 3 穴，配穴选 1 或 2 穴，采用耳穴压丸法或埋针法施治。5 次为 1 个疗程，疗程间相隔 7 日。

〔方法三〕主穴：面颊区、内分泌、肺、交感。配穴：便秘加大肠穴；睡眠不佳加神门穴、心穴；皮脂溢出严重加脾穴。每次取 4 ~ 6 穴，用王不留行子粘压各穴。贴压期间患者每天自行按压 5 ~ 6 次，每次 2 分钟，3 天更换 1 次，10 次为 1 个疗程，连续治疗 2 个疗程。

寻常性痤疮耳穴疗法图

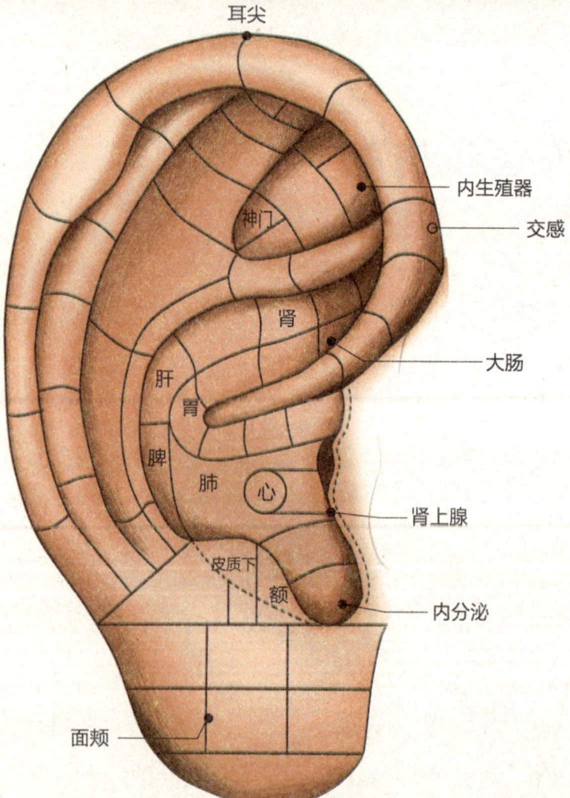

黄褐斑

黄褐斑俗称蝴蝶斑，也叫“妊娠斑”。中医学称为“肝斑”或“黧黑斑”，是一种常见的获得性色素沉着性皮肤病。

病因尚不明确，一般认为与内分泌功能失调有关。常见于妇女妊娠期或口服避孕药者，也见于慢性胃肠疾病、肝病、结核、癌症、恶性淋巴瘤和慢性酒精中毒等。长期应用某些药物如苯妥英钠、氯丙嗪、避孕药均可发生黄褐斑。此外，强烈的日晒、化妆品的应用也可诱发黄褐斑。黄褐斑也见于未婚、未孕的正常女性或男性，其原因不明。

典型表现

黄褐斑多发于双侧面颊部、颧部，对称，边界清晰，状如蝴蝶。还容易发生于前额、颈部、上唇等部位。病变部位通常为淡棕色、灰色、棕灰色、棕黑色甚至深蓝色的斑疹，大小不一，可相互融合成片状，成弓形或多环形状。表面无鳞屑、不浸润，无红斑，无丘疹等其他皮疹，也没有自觉症状，发展缓慢，可持续数月或数年。

中医辨证分型

〔实证〕

1. 肝郁气滞型：两胁胀痛，心烦易怒，嗳气，常因情志因素诱发，经前乳房胀痛，头痛以两侧尤甚，失眠多梦，面色晦暗，舌红，两边有瘀点，脉弦。

2. 气滞血瘀型：两胁胀痛，时有刺痛，伴头痛，月经量少，色黑有瘀块，面部蝴蝶斑色深，舌红，两边有瘀斑，脉弦略涩。

3. 痰湿阻滞型：月经不调，或闭经，体胖，全身困重，头昏胀痛，胸闷，脘痞，面肢发胀，嗜睡或下肢浮肿，面色黧黑有瘀斑，舌淡胖，两边有齿印，舌苔白腻，脉濡缓。

〔虚证〕

1. 肝肾阴虚型：头昏耳鸣，腰膝酸软，失眠多梦，五心烦热，脱发，两目干涩，健忘，月经量少，色黑有块，面部皮肤色黑，有典型黄褐斑，舌红，苔少，脉细无力。

2. 气血两虚型：心悸，气短乏力，头昏，自汗，心烦失眠，多梦易惊，身体瘦弱，月经不调或闭经，面色少华，有瘀斑，舌质较淡，舌苔少，脉细无力。

3. 阴虚内热型：潮热盗汗，手足心热，咽干口燥，月经提前而至，量少色黑，头晕耳鸣，便干，尿黄，面色晦暗，有瘀斑，舌红苔少，脉细数。

耳诊一点通

〔耳穴望诊〕在相应部位、肺穴区，可见点状褐色或呈暗灰色改变。

〔耳穴触诊及电测法〕在内分泌、内生殖器、肺、相应部位等穴区，可触及或探及敏感点。

简易耳穴疗法

〔方法一〕主穴取内分泌、肝、肺、面颊穴。随症配穴：与月经失调有关者，配加内生殖器穴；肝肾阴虚者，配加肾、耳背肝穴；气滞血瘀者，配加心穴；食少纳呆者，配加脾、胃穴。①耳穴压丸法：每次主穴均取，配穴随症选 1 ～ 3 穴。每次取单侧耳穴，两耳轮换交替进行。先探寻所选穴区敏感点，再将粘有王不留行子的胶布对准敏感点压贴，以使耳郭发热、面部出现感觉为佳。每日自行按压 3 ～ 4 次，隔日换贴对侧耳穴。10 次为 1 个疗程，疗程间相隔 7 ～ 10 日。

〔方法二〕主穴取肺、肾上腺、内分泌、肝、肾、缘中、相应部位（点刺放血）；配穴取脾、胃、内生殖器穴，首选相应部位点刺放血，实证则重叩渗血，虚证则轻刺潮红即可。再依据辨证选主穴 2 ~ 3 穴，配穴 1 或 2 穴。采用揿针埋针法治疗，亦可采用耳穴压丸法治疗。每次取单侧耳穴，两耳交替进行，隔日施治 1 次。

黄褐斑耳穴疗法图

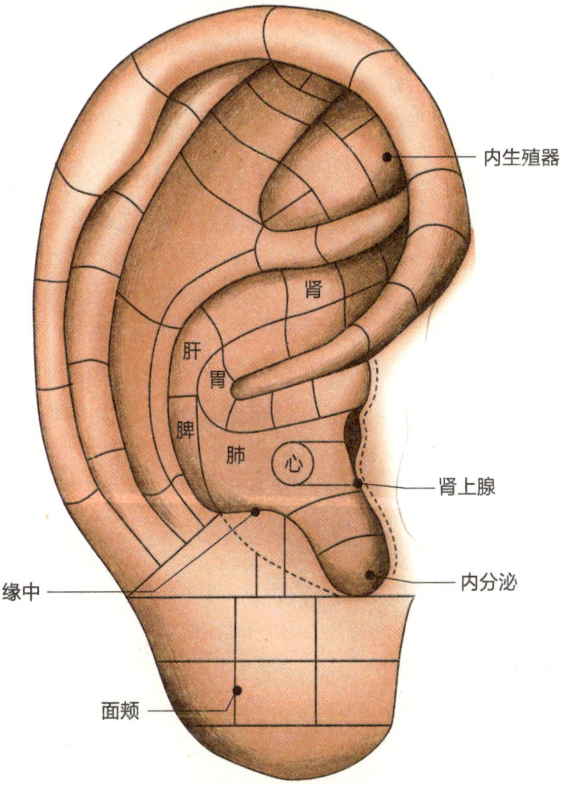

近视

近视是眼睛看不清远物，却看清近物的症状。在屈光静止的前提下，远处的物体不能在视网膜汇聚，而在视网膜之前形成焦点，因而造成视觉变形，导致远方的物体模糊不清。近视可分为两种，即单纯性近视和变性近视。

〔单纯性近视〕一般发生在青少年，在生长发育阶段度数逐年加深，到发育成熟以后即不发展或发展缓慢。其近视度数很少超过600度，眼底不发生退行性变化，视力可以配镜矫正。

〔变性近视〕多在5～10岁之间即可发生，且进展很快，25岁以后继续发展，近视度数可达1500度以上，常伴有眼底改变，视力不易矫正。

此外，习惯上常将300度以下近视称为轻度近视，300～600度者称为中度近视，600度以上者称为高度近视。

近视多发生在青少年时期，遗传因素有一定影响，但其发生和发展，与用眼距离过近、用眼时间过长、照明光线过强或过弱、阅读姿势不当、睡眠不足等有密切关系。

耳诊一点通

〔耳穴望诊〕可在眼、屏间前、屏间后等穴区见点状白色改变，或界限清晰，或见呈圆形或不规则的褶皱纹。

〔耳穴触诊〕可在眼、屏间后等穴区触及不规则隆起，或凹陷或褶皱。

〔耳穴压痛法或电测法〕可在眼、肝、屏间前、屏间后、角窝中、食管等穴探及或触按及敏感点。

简易耳穴疗法

〔方法一〕主穴取眼、肝、屏间前、屏间后穴；配穴取脾、胃、肾、心、大肠、神门、便秘点（三角窝内，坐骨神经与交感连线作底边，作一等边三角形，顶点处即是）等穴。治疗时，可取单侧，左、右两耳交替进行，亦可双耳同取。每次主穴必选，配穴根据症状选用。最好能在耳垂部找一敏感点，亦即在眼、屏间前、屏间后穴区找到敏感点，在该敏感点治疗疗效更好。可采用揿针埋针法，每周需更换2次；亦可采用耳穴压丸法治疗。每治疗5～10次为1个疗程，1个疗程结束后，休息7日，再行下一疗程的治疗。

〔方法二〕主穴取眼、肝、肾、屏间前、屏间后穴；配穴取皮质下（施治部位位于皮质下穴与内分泌穴之间，曾用名“防近点”）、食管（位于食管下方处，曾用名“新眼点”）、角窝中、外鼻（位于耳屏上，听宫穴后方处，曾用名“新眼”）、耳背眼、耳背肝穴。

1. 采用耳穴压丸法：每次除取主穴外，再用耳穴电探测法在各配穴处寻找敏感点，作为配穴使用。治疗时，采用轻柔的按摩手法按压耳穴，并闭目，用意念仔细体会耳压过程中眼的感觉。一般揉按耳穴20余次后，眼部即可出现酸、热、胀、欲流泪等感觉，部分患者则需按压耳穴100下左右眼部才会出现感觉，但必须按压至眼部出现感觉疗效才佳。每次贴压单侧耳穴，两耳交替进行，每隔1～3日换贴1次。每日每穴自行按压4次。若患者年龄较小无法施治，可由父母代行治疗。治疗10次为1个疗程，疗程间相隔7～10日。

2. 耳穴埋针法：取穴与耳穴压丸法相同。每次取单侧耳穴，将消毒后的揿针刺入上述耳穴，以胶布固定。相隔2～4日后换埋另一侧耳穴，10次为1个疗程，疗程间相隔15日。

〔方法三〕取眼、屏间前、屏间后、心、肝、肾、脾、额、神门、耳尖、皮质下、枕、食管、腰骶椎、交感穴。每次选单侧耳穴敏感点5～7个，采用耳穴压丸法。每日3次，早、中、晚各按揉 1 次。每次每穴各按揉 6 ~ 20 下，使之出现明显的胀、重、痛感。每隔 3 ~ 7 日换用对侧耳穴，6 次为 1 个疗程，疗程间相隔 1 周。注意：按揉时禁止看书或看电视等用眼活动，双眼宜微闭，或观望绿色的地方。同时双眼缓缓地由远至近，再由近至远地调节眼肌。

近视耳穴疗法图

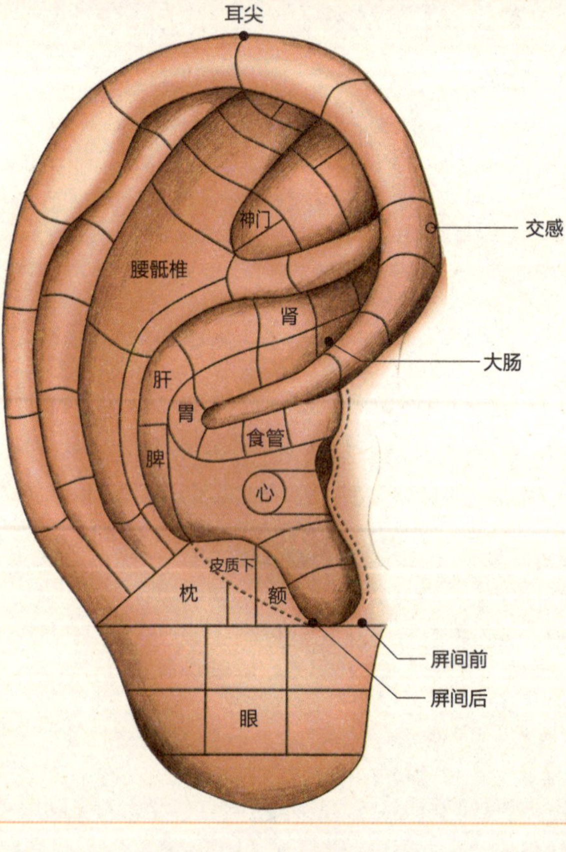

慢性鼻炎

慢性鼻炎是鼻腔黏膜和黏膜下层的慢性炎症。表现为鼻黏膜的慢性充血肿胀，称慢性单纯性鼻炎。若发展为鼻黏膜和鼻甲骨的增生肥厚，称慢性肥厚性鼻炎。

典型症状

〔慢性单纯性鼻炎〕

1. 鼻塞：间歇性或交替性。①间歇性鼻塞：一般表现为白天、劳动或运动时减轻，夜间、静坐或寒冷时加重。②交替性鼻塞：侧卧时位于下侧的鼻腔常阻塞加重；转卧另一侧后，刚才位于上侧没有鼻塞或鼻塞较轻的鼻腔，转到下侧后出现鼻塞或鼻塞加重；而刚才位于下侧的鼻腔鼻塞减轻。此外，嗅觉可有不同程度的减退，说话呈闭塞性鼻音。由于鼻涕长期流经鼻前庭和上唇部，可致皮炎或湿疹，多见于小孩。鼻涕向后可流入咽腔，出现咳嗽、多痰等症状。

2. 多涕：常为黏液性或黏脓性，偶呈脓性。脓性者多于继发性感染后出现。

〔慢性肥厚性鼻炎〕

1. 鼻塞较重，多为持续性，常张口呼吸，嗅觉多减退。

2. 鼻涕稠厚，多呈黏液性或黏脓性。由于鼻涕后流，刺激咽喉致咳嗽、多痰。

3. 当肥大的中鼻甲压迫鼻中隔时，可引起三叉神经眼支所分出的筛前神经受压或炎症，出现不定期发作性额部疼痛，并向鼻梁和眼眶放射，称筛前神经痛，又称筛前神经综合征。

〔慢性干燥性鼻炎〕鼻内发干，鼻腔分泌物减少，有发痒、灼热感，常诱使患者挖鼻，引起小量鼻出血，嗅觉一般不减退。

耳诊一点通

〔慢性单纯性鼻炎〕耳穴电测，内鼻区呈阳性反应。

〔慢性肥厚性鼻炎〕

耳穴望诊，内鼻区呈白色隆起似水肿。

耳穴触诊，内鼻区白色片状隆起，触之质硬。

耳穴电测，内鼻区呈阳性反应。

简易耳穴疗法

〔方法一〕取内鼻、外鼻、肺、肾上腺和额穴。将各穴点用75%酒精消毒后，取绿豆分成两半，将绿豆的平面贴在约0.8厘米见方的胶布中间，再将绿豆的半球面贴于穴位上。双耳均贴。按压绿豆，使耳部产生胀、重、痛的感觉。每日让患者自己按压3次以上，力度要适中，每次按压30余下。5天换豆1次，休息2～3天，再行第2次压豆。4次为1个疗程。

〔方法二〕取内鼻、肺、肾上腺、额穴。用耳穴探测仪找准穴位，或用火柴头找准以上4穴(压痛点)，用75%酒精局部消毒。取绿豆分成两半，将绿豆的平面贴在0.7厘米见方的胶布中间，再将绿豆的光滑面对准穴位贴敷，并让患者用手指按压。每日压3～5次，每次10分钟。贴敷1次可持续5天，休息3～5天再行第2次压豆。5次无效者，可改他法治疗。

〔方法三〕耳穴按摩法

1. 点按外鼻、内鼻、肾上腺、内分泌穴，右手持按摩棒依次对准上述穴位，左手扶持耳郭，两手配合一压一松，每穴点按1～2分钟，每日1次。

2. 揉按肺、风溪、肾、脾穴。用按摩棒或食指指腹依次对准上述穴位，另一手食指指腹置于上述穴位耳背的相应部位，两手配合进行左右揉按，每穴1～2分钟。每日1次。

3. 主穴：内鼻、额、肾上腺。配穴：肺、大肠。用双手食指和拇指指端相对捏揉或掐揉两耳穴位。手法用力轻重兼施，以偏重为主。

慢性鼻炎耳穴疗法图

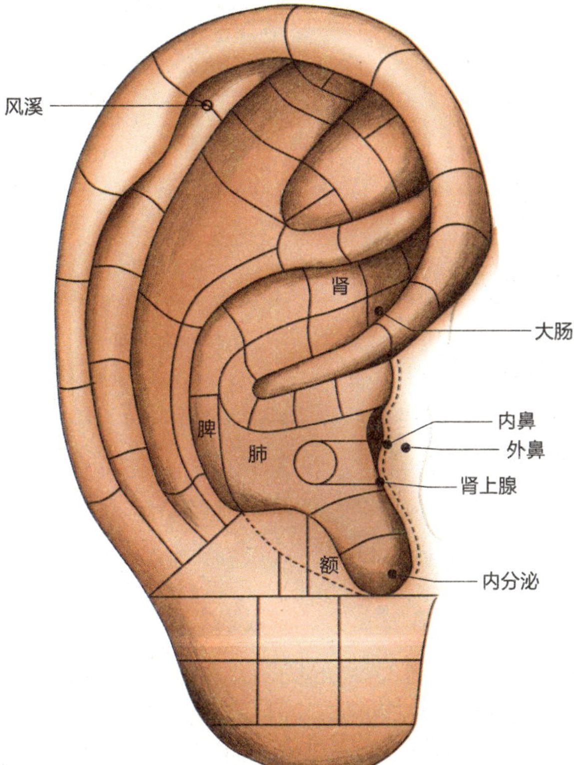

图书在版编目(CIP)数据

一学就会 观耳辨病与耳穴疗法/崔立民编著.—太原：山西科学技术出版社，2015.5

(国医养生堂)

ISBN 978-7-5377-5088-2

Ⅰ.①一… Ⅱ.①崔… Ⅲ.①耳－穴位－望诊（中医）②耳－穴位疗法 Ⅳ.①R24

中国版本图书馆CIP数据核字（2015）第071123号

国医养生堂 一学就会 观耳辨病与耳穴疗法

出 版 人：张金柱　　文图编辑：冷寒风
作　　者：崔立民 编著　　责任发行：阎文凯
出版策划：张金柱　　装帧设计：阮剑锋
责任编辑：张东黎　　美术编辑：吴金周

出版发行：山西出版传媒集团·山西科学技术出版社
地址：太原市建设南路21号　邮编：030012
编辑部电话：0351-4922134　0351-4922145
发行电话：0351-4922121
经　　销：各地新华书店
印　　刷：北京京都六环印刷厂
网　　址：www.sxkxjscbs.com
微　　信：sxkjcbs

开　　本：889毫米×1194毫米　1/32　印张：3
字　　数：80千字
版　　次：2015年5月第1版
印　　次：2015年5月第1次印刷
书　　号：ISBN 978-7-5377-5088-2
定　　价：12.00元

本社常年法律顾问：王葆柯
如发现印、装质量问题，影响阅读，请与发行部联系调换。